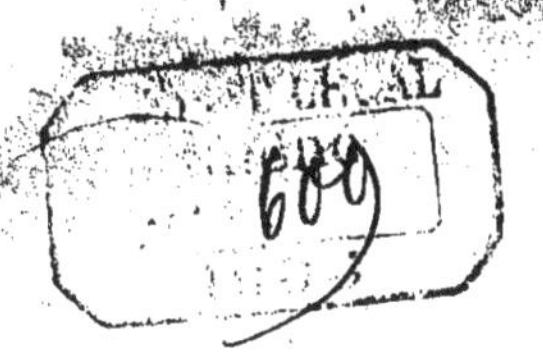

Dʳ Albert PALOQUE

Médecin stagiaire au Val-de-Grâce.

L'ŒIL DIABÉTIQUE

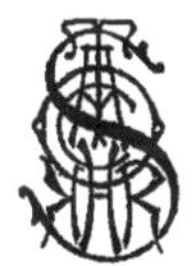

LYON

A. STORCK & Cⁱᵉ, IMPRIMEURS-ÉDITEURS

8, Rue de la Méditerranée, 8

—

1905

L'ŒIL DIABÉTIQUE

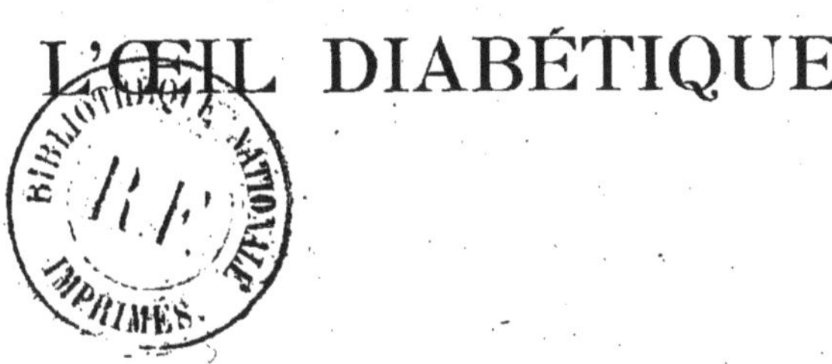

Dʳ Albert PALOQUE

Médecin stagiaire au Val-de-Grâce.

L'ŒIL DIABÉTIQUE

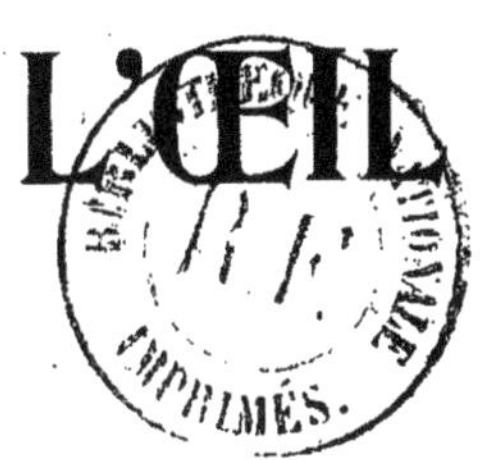

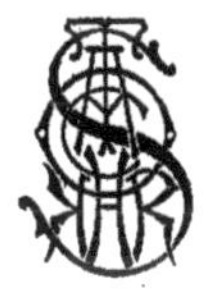

LYON

A. STORCK & Cᵉ, IMPRIMEURS-ÉDITEURS

8, Rue de la Méditerranée, 8

1905

A MON PÈRE ET A MA MÈRE

A MON FRÈRE

A MES PARENTS

A MES AMIS

A NOTRE PRÉSIDENT DE THÈSE

Monsieur le Professeur R. LÉPINE

Professeur de Clinique médicale,
Membre correspondant de l'Institut,
Associé de l'Académie de médecine
Officier de la Légion d'Honneur,

Nous dédions cet ouvrage.

Il nous a témoigné, durant les trois années que nous venons de passer à Lyon, une bienveillance constante. Nous lui devons l'idée première de cette thèse ; il nous fait aujour d'hui le grand honneur d'en accepter la présidence et nous permet de la placer sous la haute autorité de son nom. En lui faisant l'humble hommage de ce premier travail, nous obéissons à un double sentiment de reconnaissance profonde et de respectueux attachement.

A Monsieur le Professeur E. ROLLET

Professeur de Clinique ophtalmologique.

A NOS MAITRES CIVILS ET MILITAIRES

CHAPITRE PREMIER

HISTORIQUE

L'apparition de troubles oculaires au cours du diabète sucré est un fait depuis longtemps connu. On sait aujourd'hui qu'il existe des affections nombreuses portant sur les membranes, les milieux, la musculature de l'œil, imputables aux maladies générales et l'on a même pu dire que l'organe de la vision constituait un véritable réactif de tous les états dyscrasiques. A ce point de vue, le diabète occupe une place importante en pathologie oculaire. Cependant, on a longtemps discuté la valeur des affections diabétiques de l'œil. Il faut arriver aux travaux de de Graefe, de Desmarres, puis plus tard à ceux de France, Lécorché et Leber, pour voir établir, d'une façon à peu près définitive, l'individualité de l'œil diabétique.

La première mention de troubles de la vue au cours du diabète sucré est due à Steph. Blankaard (*Anatomia pract. ration.*, Amstelod, 1688), cité par

Salomon (*Archiv f. klin. Medic.*, t. VIII) : *Virgo
aliquot ante obitum annis, diabete correpta fuit.
Paucis ante mortem diebus, amaurosi oculorum affi-
citur, adeo ut solis aut candelæ lumen non animad-
verteret. Mortuæ, cranio aperto, insignis vesica
aquosa inventa est, cujus gravitate nervi optici circa
illorum exitum ita premebantur, ut lumen per an-
gusta istorum nervorum porulos subire non pos-
set.....* « Que ce kyste soit la cause du diabète,
cela n'est pas démontré, dit Salomon, mais il est
possible que l'amaurose ait été produite par la glycosurie. »

En 1798, John Rollo, dans deux articles, constate,
d'une part, l'amblyopie et, d'autre part, un cas de
cataracte double à la période ultime du diabète.

Renauldin, en 1814, signale au cours du diabète
des troubles fréquents de la vision se traduisant par
des éblouissements, un affaiblissement plus ou moins
profond pouvant aller jusqu'à l'amaurose, enfin par
des paralysies nerveuses.

C'est plus tard seulement que Brandt rattache à la
glycosurie certains cas de cataracte, affection qui,
cependant, est de beaucoup la plus fréquente au
cours du diabète : Desmarres, Destouches (1817),
plus tard Mackenzie, signalent des cataractes diabétiques.

Himly, en 1830, rapporte plusieurs exemples de
kératite. Il montre que leur apparition se fait au cours
du diabète, auquel il rattache leur pathogénie et il
les différencie des autres affections de la cornée de
nature inflammatoire. En 1842, Liman, étudiant de

nouveau la cataracte, insiste sur son apparition au point de vue « quod vitam ». En 1847, nouvelles observations de Leudet. C'est à la même époque que paraît le travail de Claude Bernard, qui considère la cataracte comme un symptôme assez fréquent de la glycosurie. Jusqu'en 1850, on publie de nouvelles observations de troubles de la vue, mais on les considère comme indépendants de toutes lésions des membranes profondes. Aucun moyen d'investigation ne permettant jusqu'alors l'examen du fond de l'œil, toutes ces affections sont groupées sous le nom d'amauroses ou d'amblyopies. Avec la découverte de l'ophtalmoscope, leur individualité se dégage et, dès lors, on commence à décrire des rétinites, des choroïdites, des atrophies optiques.

Cependant l'existence des affections diabétiques de l'œil est loin d'être acceptée par tout le monde. Beaucoup refusent d'y voir autre chose que des complications purement accidentelles et la publication des premières observations suscite de nombreuses controverses. Bouchardat écrit : « La vision se trouble fréquemment quand le diabète règne depuis long-temps avec une certaine intensité, mais je dois dire que, lorsque la maladie se modère, la vision s'exerce plus librement. On a cité, ajoute-t-il, un grand nombre de maladies des yeux coïncidant avec le diabète ; je les regarde comme des complications accidentelles. »

Tavignot écrit en 1853 : « L'amblyopie est la seule maladie que j'aie rencontrée dans le diabète ; l'amblyopie ne s'accompagne jamais de lésions matérielles. » D'autres auteurs vont plus loin, qui, comme Garrod, affirment n'avoir jamais observé de cataracte sur un nombre considérable de diabétiqnes.

Cependant, déjà en 1847, Claude Bernard considérait la cataracte diabétique comme un symptôme assez fréquent de la glycosurie. Bérard, Laugier, Marchal de Calvi, Sichel, Desmarres, Stœber, Jæger avaient fait remarquer les dangers de l'opération chez les cataractés diabétiques. De 1855 à 1859 paraissent des travaux nombreux, Leudet, en 1856, cite un cas de kératite glycosurique terminé par la fonte purulente de l'œil. Hassner rapporte 6 cas de cataracte diabétique; Gunzler, 2 cas de cataracte et 3 amblyopies. Oppolzer, Iis de Prague publient aussi des cas probants. Enfin, en 1858, paraît, dans les *Archives d'ophtalmologie*, le travail remarquable de de Graefe sur les affections oculaires glycosuriques, qui, l'année suivante, font encore le sujet de ses cliniques.

Le travail de de Graefe marque le début d'une période nouvelle, très fertile. Les affections diabétiques de l'œil, plus connues, mieux étudiées, encore discutées cependant, deviennent le sujet de publications nombreuses et leur individualité commence à se dégager d'une façon plus nette. France (*Medical Times Gazette*, London, 1857) reprend la question de la cataracte. Il a le mérite de bien montrer qu'elle peut apparaître à une période quelconque de la maladie dont elle est parfois le premier symptôme révélateur. Il attire d'autre part l'attention sur ce fait que les deux yeux sont atteints simultanément.

Malgré cela, Fauconneau-Dufresne, l'année suivante, combat encore.toute relation entre cataracte et dia-bète. En 1861, paraît dans les *Archives générales de médecine* un premier mémoire de Lécorché sur la question de la cataracte. Il arrive aux conclusions suivantes : La fréquence, la marche, le développe-ment de la cataracte diabétique en font une indivi-dualité morbide bien définie ; elle appartient à la symptomatologie du diabète grave et doit être consi-dérée comme une des manifestations de la détério-ration profonde de l'organisme ; elle est molle ou demi-molle ; elle peut être ou non précédée de troubles amblyopiques ou d'affections nerveuses ; elle donne le droit de porter un pronostic à peu près fatal à brève échéance ; elle semble réclamer un mode opératoire particulier.

L'année suivante, Lécorché fait paraître, dans la *Gazette hebdomadaire,* un second mémoire sur l'amblyopie diabétique, à laquelle il reconnaît deux formes : une légère, fugace, à guérison facile ; une autre, grave, tardive, à marche progressive et lente. Ces deux publications de Lécorché eurent un grand retentissement et contribuèrent beaucoup à faire connaître les affections diabétiques de l'œil.

Mais il faut reprocher à l'auteur d'avoir, en ce qui concerne la cataracte, complètement méconnu les conclusions du travail de France. D'autre part, on peut lui reprocher aussi d'avoir considéré comme n'étant pas d'origine diabétique toutes les affections autres que la cataracte et les amblyopies. D'après lui, les cas de kératite de Himly et de Leudet auraient précédé le diabète et seraient de simples coïncidences.

Mais dans les années qui suivent, de nouveaux travaux viennent montrer que le diabète peut produire des lésions infiniment variées. Non seulement on admet l'existence des kératites glycosuriques, niées par Lécorché, mais on arrive à considérer que toutes les parties de l'œil peuvent être atteintes. En 1863, Marchal de Calvi publie la première observation d'irido-choroïdite chez une femme diabétique. Demarquay rapporte, la même année, un cas semblable. Cinq ans plus tard, Noyes fait paraître une observation d'iritis double, avec synéchies postérieures chez une femme diabétique, âgée de soixante ans. L'année d'après, il publie un travail important sur la rétinite glycosurique.

En 1870, paraît la thèse de Off, sur la cataracte, la rétinite, l'atrophie papillaire et leur traitement étudiés parallèlement dans l'albuminurie et dans le diabète. Le titre seul de cet ouvrage montre bien quelle place occupent alors les affections diabétiques de l'œil, puisqu'on les étudie comparativement avec les lésions albuminuriques, dont l'importance est depuis longtemps connue.

Mais, par sa plus grande fréquence, la cataracte est l'objet d'études plus nombreuses et l'on se préoccupe surtout de l'opportunité de l'opération. Nombre d'auteurs s'élèvent contre l'idée de toute intervention, objectant la gravité qu'elle revêt chez les diabétiques. On avait dit : Les cataractes diabétiques sont des *noli me tangere*; et Perrin, professeur au Val-

de-Grâce, répond par sa communication à la Société
de chirurgie (1870) : sur quatre opérations de cataracte diabétique, pratiquées par lui, quatre succès.
Il conclut que la cataracte diabétique est opérable à
la condition qu'il n'y ait pas trop de sucre dans les
urines, au moment de l'opération. Et, déjà, l'on pouvait citer le cas de W.-P. Swain : cataracte double
chez une jeune fille de vingt-cinq ans ; opération ;
succès. Et plus tard, les cas de Teillais, d'Abadie,
de Sichel : homme de cinquante-huit ans, mauvaises
conditions ; 78 grammes de sucre pour 1.000 au
moment de l'opération ; 105 grammes dix-sept jours
après ; double extraction par le procédé de de Græfe ;
succès.

En 1872, Gosselin s'élève de nouveau, dans ses
leçons cliniques, contre les opinions jusque-là émises
et déclare qu'il ne voit, entre le diabète et les affections oculaires concomitantes, qu'une pure coïncidence. Mais partout on continue à publier des observations. Weinberg, la même année, rapporte deux
cas de rétinite séreuse glycosurique et Piéchaud, un
cas de rétinite séreuse, avec atrophie de la papille.
Wickers, en 1874, publie une observation intéressante d'irido-choroïdite. Haltenhof, en 1855, men-
tionne une rétinite hémorragique améliorée par le
traitement général. La même année, paraît le grand
travail de Leber (*Archiv für Ophtalmologie*, 1875).
Après avoir étudié la cataracte diabétique, les affections de la rétine et celles surtout du nerf optique,
il passe aux paralysies des muscles extrinsèques et
intrinsèques de l'œil. Non seulement il considère ces

affections comme d'origine glycosurique, dans les
cas de diabète avéré, mais encore, il déclare qu'on
doit rechercher l'origine diabétique en multipliant
les examens d'urines lorsqu'une première analyse
a été négative ; l'apparition des troubles oculaires
n'est pas, d'après lui, la manifestation d'un diabète
grave ; la gravité de ces mêmes troubles oculaires est
loin d'être en rapport avec l'intensité de la glycosurie.

Panas, en 1876, signale le diabète comme cause de
la kératite suppurée. La même année, Galezowski
relate une paralysie de la troisième paire. Gayet
signale aussi une paralysie du muscle droit externe
du côté droit chez un malade qui buvait de 12 à
15 litres de liquide par jour. (Il n'est pas dit que
ce malade était glycosurique, mais le fait est probable, étant donné l'ensemble des symptômes pré-
sentés par lui.) Pflüger, en 1877, s'occupe des affections oculaires en général dans le diabète et rapporte
une cataracte, trois parésies de l'accommodation et
une rétinite apoplectique. En 1879, Galezowski publie de nouveaux cas de paralysie de la troisième
paire. Kwiatowski, la même année, dans sa thèse,
fait une étude générale et très complète de toutes les
affections diabétiques de l'œil ; il rapporte les recherches de Galezowski sur les paralysies des muscles
extrinsèques de l'œil et relate lui-même une observation intéressante de paralysie de la quatrième
paire.

On admet, dès lors, que le diabète peut produire
des lésions oculaires très variées et on lui rapporte

un grand nombre d'affections, dont il n'est pas toujours la véritable cause. Seegen, dans son *Traité d'Ophtalmologie*, va jusqu'à dire que les deux tiers des diabétiques présentent des lésions oculaires au cours de leur maladie. Après avoir refusé au diabète toute espèce d'action pathologique sur l'œil, ses milieux et ses annexes, on a une tendance à lui accorder beaucoup trop et on l'incrimine souvent à tort.

En 1883, thèse de Condouris sur le diabète dans ses rapports avec les membranes externes de l'œil. La même année, Moritz Samuel étudie l'amblyopie diabétique, dont il considère une forme particulière qu'il rapproche de l'amblyopie toxique nicotinique. La thèse de Pillot (Bordeaux, 1885) constitue une nouvelle étude générale et très complète des affections diabétiques de l'œil. En 1886, Hirschberg publie un travail important et classe les affections les plus communes par ordre de fréquence en : paralysie partielle ou totale de l'accommodation, iritis, cataracte, rétinite, amblyopie, atrophie de la papille et diplopie.

L'année suivante, à la Société de médecine interne de Berlin, il différencie trois formes de diminution de l'accommodation chez les diabétiques, et il insiste sur le pronostic défavorable de l'amblyopie.

Rolland, en 1885, étudie, dans le *Recueil d'Ophtalmologie*, les troubles de la vision dans leurs rapports avec les phénomènes de consomption au cours du diabète et il condamne complètement les idées de Lécorché à ce sujet. La même année, Reynier, à la Société de chirurgie, contre-indique l'opération de

la cataracte chez les diabétiques qui n'ont plus de
réflexe rotulien. Kamocki publie des recherches
anatomo-pathologiques sur des yeux de diabétiques ;
il étudie principalement les lésions du cristallin et
constate la dégénérescence progressive des cellules
intra-capsulaires, la formation de vésicules, le gonflement et l'infiltration aqueuse du noyau. En 1887,
paraît encore le travail de Lagrange, dans les *Archives
d'Ophtalmologie*, et, d'autre part, Panas publie ses
recherches sur la cataracte naphtalinique qui, par
beaucoup de ses caractères, doit être rapprochée
de la cataracte diabétique. En 1889, Anderson
(*Ophtalmic Rewiew*) étudie quelques affections oculaires dans le diabète ou les maladies de même
nature.

Hirschberg, en 1891, fait une nouvelle étude générale de la question qu'il divise en deux parties principales : 1° troubles sans modification appréciable
de structure des yeux ; troubles de l'accommodation ;
myopie acquise, amblyopie sans lésions décelables,
hémianopsie, diplopie ; 2° troubles avec modifications appréciables à l'extérieur ou à l'ophtalmoscope
(depuis les affections des paupières jusqu'aux troubles de la rétine et du nerf optique).

En 1893, Mauthner (*Archives d'Ophtalmologie*)
essaie de délimiter, dans une étude générale, ce qui
appartient nettement au diabète, des affections qui
constituent simplement une coïncidence. Il étudie
l'étiologie et la pathogénie des troubles oculaires
diabétiques ; il s'attache surtout, par la suite, à
montrer que l'amblyopie n'est jamais d'origine dia-

bétique, mais qu'il faut toujours incriminer le tabac ou l'alcool.

En 1896, à la Société d'ophtalmologie de Heidelberg, Schmidt-Rimpler reprend l'étude de cette question ; il déclare que, sur 240 yeux diabétiques examinés, il a trouvé 34 fois une névrite rétro-bulbaire, nullement causée par abus d'alcool ou de tabac ; il considère le pronostic de ces névrites rétro-bulbaires comme meilleur que celui des névrites alcoolique ou nicotinique ; ce pronostic, il est vrai, peut être fortement aggravé si le malade boit ou s'il est fumeur. Enfin, au point de vue anatomo-pathologique, il montre que les fibres musculaires du nerf optique sont très sensibles à toutes les influences toxiques. A l'appui de ce qui précède, il cite le cas de la malade de Hirschberg, qui jamais n'avait fumé ni bu d'alcool et qui avait cependant une névrite rétro-bulbaire. Leber déclare aussi avoir trouvé 28 p. 100 d'atrophies du nerf optique chez les diabétiques oculaires, avec des améliorations possibles et même durables (une de vingt ans) ; mais les récidives sont fatales.

Martin, en 1897, à la Société de médecine et de chirurgie de Bordeaux, revient sur la question des paralysies d'accommodation qu'il divise en quatre classes et il relate les bons résultats obtenus par la strychnine. Il faut citer ensuite les travaux de Dianoux (1898), qui reconnaît au diabète deux lésions absolument propres, à savoir : la cataracte aiguë molle ou demi-molle de l'enfant et le scotome central. Les publications de Hawthorne (1899), de Neuburger

(1900); la thèse de Desbonnets, Paris (1900) ; celle de Laojànio (Lyon, même année) ; en 1901, les travaux de van der Brugh, de Goldzieher ; une observation importante de Himmelsheim et Leber (*Archives d'Ophtalmologie* 1902); l'ouvrage de Schmidt Rimpler, qui consacre un long chapitre aux affections diabétiques de l'œil ; le travail de Kako, en 1903, (*Klin. Monatsblætter für Augenheilk.*). Enfin, en 1904, la thèse de Vinsonneau sur la cataracte diabétique.

Aujourd'hui, les affections diabétiques de l'œil sont nettement reconnues ; sans avoir l'importance trop grande que leur avaient accordée, autrefois, certains auteurs, elles méritent cependant une certaine place en ophtalmologie. Mentionnées dans tous les traités généraux, elles sont signalées également par tous les auteurs qui se sont occupés particulièrement du diabète (1). Monsieur le professeur Rollet les a étudiées, cette année même, dans ses leçons cliniques. De l'ensemble de ces recherches ressort nettement l'individualité de l'œil diabétique. Après l'avoir niée quelque temps, on a eu ensuite une certaine tendance à l'amplifier outre mesure : de Græfe, lui-même, portait à 25 p. 100 le nombre des cataractes d'origine glycosurique. Sans aller aussi loin, nous dirons que les affections diabétiques de l'œil sont assez fréquentes pour que l'examen des urines s'impose chez tous les malades présentant des troubles de la vue dont l'étiologie n'est pas absolument claire. Les cas ne sont plus

(1) LÉPINE : *Les complications du diabète et leur traitement*, 1905.

rares de diabètes décelés ainsi par l'ophtalmologiste. L'importance de ce diagnostic étiologique est ici d'autant plus grande que, de lui seul, pourra dépendre un traitement rationnel. Même, dans les cas de cataracte, Panas a montré combien était nécessaire l'institution du régime antidiabétique pré-opératoire. En résumé, il existe un grand nombre d'affections oculaires ayant pour cause le diabète. Quelques-unes d'entre elles sont assez caractéristiques pour faire penser immédiatement à la maladie générale qui les produit. Le plus grand nombre, au contraire, est d'un diagnostic difficile ou même impossible par le seul examen de l'œil ; on ne peut affirmer la véritable étiologie qu'après une analyse des urines, qu'il est parfois nécessaire de renouveler. Ces affections apparaissent à des périodes diverses de la maladie et non pas seulement à la période de marasme. Elles n'ont pas toujours une signification pronostique fatale. Enfin, elles nécessitent une thérapeutique spéciale.

CHAPITRE II

ÉTIOLOGIE

Il est difficile de dire exactement quelle est la
fréquence des affections oculaires chez les diabétiques.
Pour Leber, 21 p. 100 d'entre eux présenteraient,
à une période plus ou moins avancée de leur
maladie, des troubles de la vue. Seegen admet une
proportion bien plus considérable, qui s'élèverait aux
deux tiers, et encore, n'envisage-t-il pas les petites
faiblesses de l'acuité visuelle qui pourraient tenir à
toute autre cause. Kœnig trouve seulement 11 p. 100.
Ces chiffres varient d'une façon très sensible entre
les auteurs, et il est difficile de dire quels sont ceux
qui se rapprochent le plus de la vérité. Il est certain,
en effet, que beaucoup de diabétiques présentent des
troubles de la vue, fugaces ou persistants, sur
lesquels ils n'attirent pas l'attention, soit en raison
de leur fugacité même, soit parce que leur vision est
relativement peu gênée. Schmidt-Rimpler donne à ce
sujet une statistique des plus intéressantes; il
examine 75 diabétiques qui lui sont envoyés non pour

des lésions oculaires, mais pour qu'un examen des yeux serve de complément aux observations et, sur ces 75 malades qui jamais ne s'étaient plaints de la vue, il trouve :

Sept fois de légers troubles du cristallin accompagnés chez un malade d'hémorragies de la rétine, et chez un autre, de troubles du vitré ;

Quatre fois de la rétinite ;

Deux fois des paralysies des muscles de l'œil, soit 18 p. 100 d'affections oculaires et cela, chez des malades qui n'avaient rien remarqué du côté de leur vision. On voit, par là, combien il est difficile pour l'ophtalmologiste d'apprécier le nombre des affections oculaires chez les diabétiques. D'autre part, il n'est pas tenu compte dans les chiffres que nous avons donnés d'un certain nombre de troubles qui sont attribués le plus souvent à l'âge du sujet ; cependant, bien des accidents, survenant chez les diabétiques aux environs de la cinquantaine, ne se montrent, en général, que dans la vieillesse chez les sujets bien portants ; la sénilité précoce, causée par la maladie générale, a un retentissement bien marqué sur l'organe de la vision.

Les affections oculaires peuvent se rencontrer, chez tous les diabétiques, à toutes les périodes du diabète, et non pas uniquement à la période ultime, comme le voulait Lécorché. C'est seulement chez l'enfant qu'on voit la cataracte survenir à la période de marasme.

Les affections diabétiques de l'œil sont plus fréquentes chez l'homme que chez la femme, dans la proportion de 3 à 1, d'après Lécorché. Seul, de Wecker estime que la plus grande fréquence est chez la femme ; c'est ainsi que, pour ce qui est de la cataracte, il donne le rapport de 6 hommes pour 10 femmes. Schmidt-Rimpler, au contraire, trouve 110 hommes pour 42 femmes. Seegen, également, donne la proportion de 99 hommes sur 140 malades. Ceci tiendrait simplement à ce qu'on rencontre plus souvent le diabète chez l'homme que chez la femme. Mauthner croit que cette différence tient aux excès d'alcool ou de tabac moins rares chez l'homme. Il est certain qu'on peut parfois incriminer ces intoxications combinées mais, quoi qu'il en soit, les affections oculaires diabétiques paraissent cependant plus fréquentes chez l'homme que chez la femme.

Bouchard a démontré que les manifestations oculaires se rencontrent plus souvent chez les diabétiques albuminuriques. A ce point de vue on a distingué : 1° les glycosuries sans albuminurie ; 2° les glycosuries accompagnées d'albuminurie ; 3° les albuminuries s'accompagnant de glycosurie. Seules, les affections répondant aux deux premiers groupes peuvent être considérées comme d'origine diabétique.

L'albuminurie surajoutée n'est pas toujours sans influence sur la marche de l'affection oculaire ; aussi a-t-on longtemps discuté pour savoir si les lésions considérées étaient d'origine glycosurique ou albuminurique. C'est ce qui faisait dire à Leber, en particulier, au sujet de la rétinite : « Ces affections dans le diabète sucré sont dues en partie au diabète même, en partie à une néphrite surajoutée, ou aux deux réunis. ». Mais on a vu les lésions évoluer d'une façon tout à fait différente suivant la prédominance de la glycosurie ou de l'albuminurie, et l'on n'a pas à faire intervenir eette dernière comme facteur étiologique dans les affections diabétiques de l'œil.

Si l'on essaie de classer les affections oculaires par ordre de fréquence, c'est à la cataracte que revient le premier rang ; c'est là l'opinion de Martin, de Badal, de Panas, qui écrit : « Pour établir la gradation dans les manifestations oculaires du diabète, on doit placer, en premier lieu, la cataracte, puis, la névrite optique ; et, à un échelon plus éloigné, la rétinite hémorragique. » Mais il y a de grandes différences entre les auteurs dans la façon d'apprécier la fréquence de la cataracte diabétique, par rapport à celles d'une autre origine. Le tableau suivant donne un certain nombre d'appréciations :

De Græfe.	25	p. 100
Oppolzer	9,5	—
Becker	4.28	—
Dor	4,04	—
Seegen.	4	—
Vinsonneau	4	—
Mayer	3	—
Bouchardat.	3	—
Kœnig.	2	—
Galezowski.	1,024	—
Fauconneau.	0,6	—
De Wecker.	0,04	—

Enfin, l'ensemble des observations relevées à la clinique d'ophtalmologie, chez M. le professeur Rollet à Lyon, nous a donné une proportion de 1,26 p. 100. Mais l'examen des urines n'a pas été pratiqué systématiquement chez tous les opérés et le diabète n'a été noté que lorsque le sujet en a parlé de lui-même ou que l'âge du malade, l'état du cristallin pouvaient le faire soupçonner.

Pour avoir une vue d'ensemble sur la fréquence des affections diabétiques de l'œil, nous nous rapporterons aux statistiques de Kœnig, Badal (cité par Pillot), Schmidt-Rimpler et Kwiatowski, ainsi qu'au tableau ci-joint emprunté à Kako.

Statistique de Kœnig

500 diabétiques examinés ; 56 fois, lésions oculaires.

Cataracte.	10
Kératite ulcéreuse.	1
— avec hypopyon.	1
Iritis.	2
Conjonctivite.	8
Sclérite.	1
Rétinite hémorragique exsudative	2
Amblyopie, scotome central	1
Ophtalmoplégie externe typique	2
Glaucome hémorragique.	2
Troubles de l'accommodation.	19
Ténonite avec chémosis.	1
Abcès des paupières, gangrène	2
Paralysie de la sixième paire	2
Atrophie optique	1
Hémiopie homonyme	1

Statistique de Badal

Portant sur l'examen de 20.000 malades ; 52 fois seulement on a noté le diabète.

Cataracte. 13
Kératite 4
Rétinite. Névro-rétinite. Rétino-choroïdite hémorragique 15
Rétinite à forme pigmentaire 2
Rétino-choroïdite exsudative 2
Iritis. Irido-choroïdite séreuse. 3
Décollement de la rétine. 2
Atrophie du nerf optique 4
Amaurose (sans lésions opthalmoscopiques). 2
Daltonisme. 1
Myosis 2
Asthénopie accommodative 2
Phlegmon de l'orbite. 2
Abcès des paupières. 1
Glaucome 1
Zona ophtalmique. 1
Paralysie de la sixième paire. 1

Statistique de Schmidt-Rimpler

Portant sur 150 diabétiques atteints d'affections oculaires.

Cataractes observées depuis leur début. 68
Affections du nerf optique, surtout scotome central . . 37
Affections de la rétine. 34
Amblyopie sans état ophtalmoscopique anormal. . . . 15
Parésie des muscles externes de l'œil 10
Vices de réfraction et troubles de l'accommodation, véritable paralysie de l'accommodation et apparition de myopie. 8
Troubles du corps vitré. 5

Statistique de Kwiatowski

Portant sur 12.000 malades examinés par le Dr Gale-zowski.

	Non diabétiques	Diabétiques
Cataracte	785	13
Rétinite. Rétino-choroïdite de la rétine	258	17
Atrophie de la papille.	227	3
Paralysie de la sixième paire	124	4
Hémiopie	20	3
Amblyopie diabétique.		8

Cette statistique donne les proportions suivantes :

    Cataracte . . . . 1 pour 60
    Rétinite . . . . 1 — 15
    Atrophie. . . . . 1 — 76
    Paralysie de la sixième paire 1 — 30

soit, au total, 1 pour 250 d'affections oculaires diabétiques.

Statistique de Kako

Portant sur 192 diabétiques atteints d'affections oculaires.

	Hommes	Femmes	Total	Pour cent
Rétinite	48.	9	57	23,5
Troubles du corps vitré . .	3	1	4	1,39
Glaucome hémorragique . .	»	1	1	0,36
Thrombose des veines de la rétine.	4	1	5	1,78
Névrite optique avec scotome central	15	1	16	5,7
Atrophie du nerf optique. .	1	»	1	0,36
Iritis	3	»	3	1,07
Troubles de l'accommodation	3	2	5	1,78
Troubles de la réfraction. .	3	2	5	1,78
Paralysies oculaires. . . .	9	2	11	3,9
Cataracte.	57	27	84	30 »

CHAPITRE III

PATHOGÉNIE

On a longtemps discuté la pathogénie des manifestations oculaires du diabète. De nombreuses théories ont été proposées, et la première qui devait, naturellement, venir à l'idée est celle qui fait du sucre et de sa présence dans les milieux de l'œil la cause de ces manifestations. On a surtout cherché à expliquer par là, d'une part, les troubles de réfraction qui se produisent fréquemment chez les glycosuriques et, d'autre part, la formation de la cataracte. En effet, les recherches expérimentales et anatomopathologiques ont montré que l'on trouvait une certaine proportion de sucre dans l'humeur aqueuse et le corps vitré des diabétiques. Hassner, Teillais, Leber, Nettleship, Tannahil estiment qu'il se fait en raison de la concentration plus grande de l'humeur aqueuse une soustraction d'eau au cristallin d'où l'opacification de ce dernier. Certains faits semblent donner raison à cette théorie ; ce sont les cas de cataractes diabétiques rétrocédant sous l'influence du traitement pour réapparaître au moindre écart de régime. En admettant que le sucre puisse passer, des milieux liquides de l'œil, dans le cristallin, on comprend facilement les variations que subit ce dernier, suivant que la glycosurie augmente ou diminue. Mais les troubles cristalliniens sont loin d'évoluer parallèlement à l'intensité de la glycosurie. Certains diabétiques pourront présenter des quantités considérables de sucre dans leurs urines, sans avoir la moindre manifestation oculaire, alors, que chez d'autres, ce sera une cataracte commençante qui fera faire le diagnostic d'un diabète léger, et jusque-là méconnu (1). Et, d'autre part, il est loin d'être démontré que le sucre puisse passer de l'humeur aqueuse dans le cristallin. Ce dernier, en effet, d'après les recherches faites jusqu'ici, semble ne pas contenir de sucre, ou, du moins, n'en renfermer que des traces, dans ses couches tout à fait périphériques. La quustion est encore discutée. Truc et Hédon n'ont pas trouvé de glycose dans le cristallin de l'homme diabétique ; ils n'en ont pas trouvé non plus, expérimentalement, chez des lapins auxquels on avait fait la piqûre diabétique (2). Schmidt-Rimpler n'est pas de cet avis, et reproche à ces auteurs de rechercher le sucre seulement par réduction et la méthode de la phénylhydrazine, et non par la preuve de la fermentation. Il se range à l'avis des frères

(1) Il importe de faire remarquer d'ailleurs que certains individus avec des quantités énormes de sucre dans leurs urines, conserveront un état général satisfaisant alors qu'une glycosurie faible s'accompagnera chez d'autres d'une déchéance profonde.

(1) Il faut dire que la glycosurie causée par la piqûre diabétique est extrèmement transitoire.

Cavazzani et de Pauty, qui ont révélé des traces de
sucre dans les zones périphériques de cristallins diabétiques. Mais, à moins de porter sur un certain
nombre de cristallins réunis, la recherche du glycose
par la preuve de la fermentation est difficile et sujette
à erreur. Enfin, s'il est possible de révéler des traces
de sucre dans des cristallins ayant appartenu à des
diabétiques à glycosurie considérable, il semble
bien que le sucre soit totalement absent si la glycosurie est peu intense. C'est du moins ce que nous
avons pu constater pour un malade dont les urines
renfermaient 12 p. 1000 de sucre. La recherche faite
dans le laboratoire de M. le professeur Lépine,
par M. Boulud, chef de laboratoire, au moyen de la
méthode de la réduction, a été absolument négative.

D'autre part, de nombreuses expériences montrent
qu'on peut produire des cataractes artificielles,
par injections salines ou sucrées, dans la chambre
antérieure. Mais les concentrations nécessaires pour
produire la cataracte dépassent de beaucoup celles
qu'on trouve chez les diabétiques : « Il faudrait, dit
de Wecker, que les liquides oculaires continssent
2 p. 100 de sucre pour que leurs altérations chimi-
ques pussent provoquer la cataracte en agissant par
soustraction d'eau. » Or, jamais pareille constatation
n'a été faite chez les diabétiques.

D'autres auteurs, comme Kunde, Kolnhorn, admettent, non pas la soustraction locale, mais la soustraction d'eau générale et la concentration du sang ;
c'était aussi l'hypothèse de Claude Bernard. Kunde,
injectant des solutions concentrées de sel ou de sucre

à des grenouilles, a vu apparaître des troubles de cataracte. Chez les mammifères, il n'a pu réussir qu'avec de jeunes chats. Magnus, chez le chat et chez le chien, a pu, par gavage de 200 grammes et même de 100 grammes de sucre de raisin, obtenir, entre deux et trois jours, des troubles cristalliniens. Magnus a montré d'ailleurs que, dans tous ces cas, le trouble débute à un point qui répond à l'entrée du canal nourricier dans le cristallin, ce qui amène à interpréter les faits tout autrement que par la théorie de la soustraction d'eau. D'autre part, si l'on plonge dans l'eau des grenouilles qui ont été soumises aux expériences de Kunde, on voit leur cristallin reprendre sa transparence. Il n'en est jamais de même si l'on plonge dans l'eau un cristallin diabétique. Enfin, les lésions, au point de vue anatomo-pathologique, sont différentes ; le cristallin cataracté ne présente pas de vacuoles, comme le cristallin normal, traité par une solution de sucre ou de chlorure de sodium.

Se basant sur les points mis en lumière par Magnus, Schmidt-Rimpler s'exprime ainsi : « Après ces expériences, nous sommes bien conduit à mettre en relation le développement de la cataracte diabétique avec un trouble dans la nutrition du cristallin ; ce trouble trouverait sa cause prochaine dans une hypérémie des corps ciliaires et sa cause éloignée dans une altération de la composition du sang par le développement d'acide oxybutyrique (Stadelmann) ou d'autres substances nuisibles inconnues. » Dans un cas communiqué par Deutschmann, chez une jeune fille de onze ans (teneur en sucre dans l'urine, 8 p. 100) sans cataracte, l'humeur aqueuse contenait 0,5 p. 100 et le corps vitré 0,366 p. 100 de sucre. D'après certaines expériences, la teneur en sucre de l'humeur aqueuse vint même à 2 p. 100 sans troubles du cristallin. Ces faits plaident donc contre les théories qui font de la concentration en sucre des milieux de l'œil ou de la soustraction d'eau du cristallin la cause de la cataracte. « Mais, peut-être, ajoute Schmidt-Rimpler, pourrait-on admettre ce mode de développement pour les cataractes tout à fait rares décrites par Fœrster, dans lesquelles ce trouble commence d'abord au niveau des assises profondément situées sous la capsule antérieure. » Il y a là une tendance à admettre pour la formation de la cataracte diabétique un trouble de nutrition du cristallin, un trouble vital et non plus seulement chimique. Mais il ne faut pas limiter au corps ciliaire les lésions primitives.

Si, en effet, on considère les expériences de Panas sur la cataracte naphtalinique, on voit que les troubles cristalliniens y sont toujours précédés de lésions de la rétine. Panas a montré, d'autre part, le rôle nutritif que joue la chorio-rétine vis-à-vis du cristallin. On sait que les affections du fond de l'œil s'accompagnent souvent de troubles cristalliniens qui sont dits, alors, symptomatiques. On connaît aussi les cataractes consécutives aux décollements de la rétine : on peut donc se demander si, parfois, les lésions rétiniennes n'entrent pas pour une part dans la pathogénie des cataractes diabétiques.

Nous devons encore signaler la théorie de Cohen

qui attribuait la formation de la cataracte à un dépôt
de sels de chaux dans le cristallin. Lécorché prétend
n'avoir jamais trouvé de substances minérales de cet
ordre dans les cataractes diabétiques; cette question
demande, pour être élucidée, des recherches nouvelles. On sait, en effet, qu'il se forme chez les diabétiques des oxalates, et, en particulier, de l'oxalate de
chaux ; on sait, d'autre part, qu'à la troisième période
de la cataracte naphtalinique, on voit apparaître dans
le cristallin des cristaux d'oxalate de chaux ; il n'est
donc pas impossible qu'il se passe quelque chose
d'analogue dans le diabète.

Marchal de Calvi invoquait un trouble fonctionnel
du trijumeau, en raison des douleurs sus-orbitaires
qui accompagnent parfois la formation de la cataracte ; mais la simultanéité des deux phénomènes ne
permet pas, par elle-même, de conclure à un rapport
de cause à effet et cette théorie n'a pas trouvé d'autres
défenseurs.

Nous avons vu, par la seule étude de la cataracte,
combien l'on a multiplié les théories, sans en trouver
une qui put véritablement expliquer la pathogénie
des lésions. La plupart, sinon toutes, contiennent
une part de vérité ; mais, en fait, elles ne peuvent
s'appliquer, chacune en particulier, qu'à des cas
spéciaux.

Cette même multiplicité se retrouve lorsqu'on
passe à l'étude des autres affections diabétiques de
l'œil. Aussi quelques auteurs ont-ils essayé de se
faire une idée générale sur les causes qui les produisent. C'est ainsi qu'on a tenté de classer les affec-

tions oculaires glycosuriques suivant la nature du
diabète et Sichel reconnaît trois variétés de troubles
visuels, suivant que la glycosurie est d'origine rénale,
hépatique ou cérébrale. Pour lui, le diabète d'origine
rénale cause la rétinite ; d'origine hépatique, la cataracte; d'origine cérébrale, la dégénérescence et l'atrophie du nerf optique. On conçoit fort bien, en effet,
qu'un diabète d'origine cérébrale, par exemple, donne
lieu à certaines lésions qui s'expliquent facilement,
en raison de rapports purement anatomiques ; ainsi,
les paralysies de la sixième paire. Mais, comme on
l'a fait remarquer, si, d'une part, l'affection cérébrale
peut conduire au diabète et donner en même temps
une affection de l'œil, dans d'autres cas, ce sera
l'affection cérébrale qui sera la conséquence du
diabète. D'autre part, quelle explication invoquer
lorsqu'il s'agit de cataracte, de rétinite hémorragique? Il est probable que les lésions varient suivant
la nature du diabète ; mais c'est dans leur fréquence,
dans leur façon d'évoluer, qu'il faut rechercher ces
variations, et non dans une systématisation absolue,
comme celle de Sichel. D'autres auteurs, comme Pillot, se basant sur la nature même des lésions, recon-
naissent trois ordres de causes et distinguent : les
lésions d'origine nutritive ou vasculaire ; d'origine
inflammatoire et d'origine paralytique ou centrale.
C'est là une division qui répond bien à l'ensemble
des faits que l'on observe et qui embrasse toutes les
affections diabétiques de l'œil ; elle est, en ce sens,
excellente et mérite d'être conservée. Mais, si l'on
considère la multiplicité des lésions que produit le

diabète, on peut se demander quelle est la grande cause qui peut tour à tour troubler le cristallin ou donner une rétinite ; provoquer une iritis ou faire naître une atrophie du nerf optique; être la source d'amblyopies et d'exsudats ou donner lieu à des paralysies de toute nature, extrinsèques ou intrinsèques, à des amblyopies sans lésions appréciables, etc.

Le premier, Lécorché a essayé de donner cette explication générale; et il a rapporté l'ensemble des troubles qu'il supposait attribuables au diabète à un état de détérioration générale de l'individu. Chaque accident nouveau était pour lui le résultat d'une mort graduelle, due à une nutrition insuffisante, dont les effets étaient surtout appréciables dans les tissus d'une vitalité inférieure. Mais ce n'est pas donner là une pathogénie suffisamment claire. Les causes des affections diabétiques de l'œil sont certainement multiples; leur pathogénie varie probablement avec la nature du diabète, sa forme, ses diverses périodes ; elle varie suivant qu'il s'accompagne ou non de complications ; elle varie encore selon la nature du terrain sur lequel la maladie évolue.

Mais, par rapprochement avec des affections oculaires d'allures analogues, on peut rattacher ces troubles à une grande cause générale, à une véritable dyscrasie due à une ou plusieurs substances nuisibles surajoutées à l'hyperglycémie. Elle constitue la dyscrasie diabétique.

CHAPITRE IV

LA CATARACTE DIABÉTIQUE

La cataracte diabétique nous présente des caractères généraux qui se retrouvent dans tous les cas,
indépendamment de l'âge du sujet ou de toute autre
circonstance, et des caractères particuliers propres
à chaque catégorie de malades. On a dit, à tort, que
la cataracte diabétique ne présentait rien de spécial et
qu'elle ne se distinguait nullement des troubles cristalliniens d'une autre origine. Cette opinion se trouve
infirmée par les observations, déjà nombreuses,
de diabètes reconnus, précisément, à l'occasion de
cataractes. Mais il ne faut pas conclure de là que le
diagnostic est généralement possible par le seul
examen des yeux ; en effet, la cataracte diabétique
est essentiellement variable ; blanchâtre, molle et
très volumineuse chez les jeunes sujets, elle n'est plus,
en général, que demi-molle chez l'adulte et prend,
chez le vieillard, les caractères de la cataracte
sénile ordinaire, de la cataracte nucléaire. Faut-il
voir là des formes distinctes et nettement différen-

ciées les unes des autres ? Il n'en est rien, car, entre
chacune d'elles, on peut noter tous les intermédiaires;
et nous dirons en reprenant l'expression de Panas
que « les diabétiques ont la cataracte de leur âge ».
Il ne faut donc pas s'attendre à trouver la cataracte
diabétique identique à elle-même chez tous les
sujets, car elle subit, dans sa forme et son évolution,
l'influence du terrain sur lequelle elle se développe.

Elle présente cependant, avons-nous dit, des
caractères généraux qui se retrouvent dans toutes les
conditions; ces caractères peuvent se ranger sous
deux chefs : d'une part, la bilatéralité des lésions et,
d'autre part, la marche rapide de l'affection. De
bonne heure, ces caractères ont été signalés par les
auteurs. Les lésions sont bilatérales et c'est, généralement, l'œil droit qui est atteint le premier; pour
Seegen, au contraire, ce serait l'œil gauche. Mais rapidement on observe du côté de l'autre œil des signes :
opacités sous-cristalloïdiennes ; voile bleuâtre, qui
sont l'indice d'une cataracte au début. La cataracte
diabétique arrive très rapidement à maturité. Parfois,
l'évolution complète s'effectue en quelques jours ; on
a même cité des cas où les malades se plaignaient
d'avoir perdu la vue subitement.

C'est surtout chez les enfants qu'on observe une
marche aussi rapide. Tels sont les cas de Frey chez
une fillette de neuf ans; de Scheffels chez une jeune
fille de quinze ans; de Dugardin, chez une jeune fille
de dix-huit ans qui, diabétique depuis un an, et
traitée pour la chlorose, fit, en l'espace de sept à huit
jours, une cataracte double; l'attention fut attirée du

côté des urines et l'on fit le diagnostic du diabète.
Mais ce n'est pas seulement chez les enfants qu'on
voit les choses évoluer aussi rapidement : Fuchs cite
le cas d'une femme diabétique de quarante-cinq ans
qui, s'étant couchée un soir avec une vue tout à fait
normale, se réveilla le lendemain matin avec un
cristallin complètement opacifié. Litten cite aussi
deux cas dans lesquels la cataracte se serait formée
en quelques heures. Certains auteurs, cependant,
n'admettent pas cette interprétation des phénomènes.
Pour Schmidt-Rimpler, il existe probablement dans
tous ces cas des troubles préalables du cristallin qui
passent inaperçus, si bien que l'opacification rapide
marque non pas l'apparition, mais la confirmation de
la cataracte. Et il cite l'observation d'une jeune fille
de quinze ans, chez laquelle Litten avait vu se déve-
lopper une cataracte de l'œil droit, en quinze jours,
alors que l'œil gauche semblait sain. Hirschberg,
examinant le même malade, trouva cependant du côté
gauche des troubles grisâtres, signes avant-coureurs
d'une cataracte en évolution.

Bilatéralité, marche rapide, tels sont par conséquent les deux caractères généraux et à peu près
constants de la cataracte diabétique. Nous allons
considérer maintenant son mode d'évolution, suivant
les individus. On peut envisager deux cas principaux :
1° ce que Dianoux a appelé la cataracte molle ou
demi-molle aiguë de l'enfant; elle apparaît chez un
diabétique arrivé à la période du marasme; le plus
souvent, en effet, chez un enfant; elle se constitue
avec une rapidité parfois extraordinaire, et l'on peut

dire que c'est le diabète qui la crée de toutes pièces ;
2° la cataracte se montre chez un diabétique dont
l'état général est satisfaisant, et, dans ce cas, elle
affecte une marche différente, en général un peu plus
lente. Elle peut être modifiée plus ou moins dans son
aspect et son évolution par des circonstances multiples, principalement par l'âge du sujet; aussi peut-
on considérer qu'il existe une cataracte sénile diabétique. Le diabète alors, tout en restant un facteur
étiologique important, ne doit plus être considéré
comme le facteur unique de l'affection. Pour la
commodité de la description, nous envisagerons, avec
Vinsonneau, la cataracte diabétique sous trois
formes :

A. La cataracte diabétique des jeunes sujets;

B. La cataracte diabétique de l'adulte;

C. La cataracte diabétique du vieillard.

A. *Cataracte diabétique des jeunes sujets.* — La
cataracte diabétique des jeunes sujets se montre le
plus souvent chez ceux qui sont atteints de diabète
grave et se trouvent déjà dans un état de dénutrition
profonde. Aussi a-t-on considéré cette forme comme
une complication préterminale de la maladie.

Becker décrit de la façon suivante le développement de la cataracte chez les jeunes sujets : « D'abord
la zone équatoriale se trouble, on voit apparaître alors,
dans la majorité des cas, un trouble de la substance
corticale postérieure ; après quoi un trouble semblable
se manifeste dans la substance corticale antérieure. »

Fœrster décrit différemment cette période du début.
D'après lui, l'épaisse couche corticale antérieure se
trouble la première. Une buée très légère, un voile
bleu grisâtre s'étend sur toute la surface du cristallin, et de bonne heure apparaissent, sur la face
superficielle, des facettes en forme de secteurs,
tandis que le noyau et les couches profondes sont
encore clairs. Martin décrit aussi cette buée bleuâtre
qui s'étend comme une mince membrane sur le
cristallin. Son siège, immédiatement derrière la
pupille, prouve qu'elle se trouve dans les couches
externes de la lentille. La couleur est uniforme ; le
miroitement de l'étoile, qui constitue un des symptômes de la formation de la cataracte sénile, se
montre dès le début ; le noyau et les couches profondes de la corticale sont encore transparents,
comme on peut le voir à l'éclairage oblique.

L'ensemble de ces phénomènes marque la première
période de l'affection ; elle a une durée de quelques
jours. Dans une deuxième période, le trouble gagne
les couches profondes de la substance cristallinienne
et il se constitue, en définitive, une cataracte bleuâtre,
molle, sans noyau. On voit aussi se former rapidement, au voisinage de la périphérie, une apposition
de couches superposées et apparaître des secteurs
opalescents, ainsi qu'un gonflement du cristallin
dont l'effet est de projeter l'iris en avant et de rétrécir
la chambre antérieure de l'œil.

Le diagnostic chez l'enfant est relativement facile.
Martin, Stœber, Dianoux ont dit que l'aspect seul de
cette cataracte était assez caractéristique pour faire

reconnaître le diabète. On a bien signalé l'apparition de cataractes d'allure à peu près semblable à la suite de diverses infections. Trélat cite deux cas de cataracte double, chez deux sœurs, vers l'âge de vingt-cinq ans, à la suite de fièvre typhoïde. Mais la confusion n'est guère possible, puisque la cataracte apparaît chez l'enfant à une période avancée de la maladie, alors que le diagnostic de diabète s'impose de lui-même. On a cité cependant les cas d'un certain nombre de jeunes sujets diabétiques qui furent longtemps considérés comme chlorotiques et traités comme tels. On peut, en effet, observer dans la chlorose des cataractes molles ; dans tous ces cas difficiles, l'examen des urines doit mettre sur la voie du diagnostic.

Les anciens auteurs attribuaient à l'apparition de la cataracte chez les diabétiques une signification pronostique à peu près fatale.

Lécorché disait : « La cataracte diabétique ne se rencontre pas dans le diabète léger ; elle n'apparaît qu'à une époque avancée et donne le droit de faire un pronostic grave ; elle est l'expression d'une détérioration générale de l'individu. »

Jaccoud écrit de même : « La cataracte, au cours du diabète, est un phénomène de mauvais augure et l'opération ne réussit presque jamais. » Oppolzer dit aussi : « La cataracte diabétique est la manifestation ultime du diabète grave ; elle sert à reconnaître un diabète léger d'un diabète confirmé ; elle permet au médecin de pronostiquer une mort à peu près certaine. » En ce qui concerne la cataracte diabétique en général, c'est faire là, évidemment, un pronostic beaucoup trop sombre ; mais, pour ce qui est de l'enfant, ces opinions n'ont rien d'exagéré. Ce qui fait, chez les jeunes sujets, la gravité du pronostic, c'est le diabète lui-même ; chez eux, le diabète est presque toujours un diabète grave, et la cataracte n'est qu'un accident de plus à ranger dans le cortège de tous ceux qui accompagnent la maladie à la période de marasme : gingivite ulcéreuse, carie dentaire, muguet, érythèmes, etc. On sait que chez l'enfant, l'amaigrissement apparaît d'emblée et que la marche rapide de la maladie entraîne la mort après une durée d'un mois à deux ans. Le pronostic « *quoad vitam* » est donc, chez l'enfant, à peu près fatal à plus ou moins brève échéance. D'après Dianoux, la survie ne dépasserait pas quinze mois après l'apparition de la cataracte.

OBSERVATION I (Scheffels)

(Clinique ophtalmologique, 10 mai 1898.

Résumée dans la *Revue d'ophtalmologie*.)

X., jeune fille de quinze ans, diabétique (4 p. 100), perd presque subitement la vue de l'œil droit, par opacification rapide du cristallin. Huit jours après la perte de cet œil, l'œil gauche est atteint à son tour ; en quatre jours la cataracte est complète. L'opération est décidée, mais retardée en raison de la grande faiblesse de la malade et de céphalée violente. L'œil gauche s'était cataracté le **26** novembre, et le 4 décembre, jour où l'opération devait être faite, la malade succombait dans le coma diabétique.

OBSERVATION II

(Due à l'obligeance de M. le professeur ROLLET)

D. M., vingt ans. Entrée à l'hôpital de la Croix-Rousse le 27 août 1898. Cataracte molle, bilatérale et complète. Diabète. Vue nulle depuis un an. Le 24 août, opération sans incident. Le 30, mort par pneumonie et coma acétonurique.

B. *Cataracte diabétique de l'adulte.* — Chez l'adulte, la cataracte diabétique est molle ou demi-molle ; elle évolue en peu de temps, mais la marche est moins rapide que chez l'enfant et l'on peut dire qu'elle présente en quelque sorte une atténuation de tous les phénomènes décrits dans la forme précédente. Elle est moins grave au point de vue pronostic, et c'est elle surtout qui doit intéresser le médecin puisqu'elle frappe des individus dans la force de l'âge, qui, moins profondément atteints dans leur nutrition générale, sont, par conséquent, susceptibles de recouvrer la vue par un traitement bien conduit, basé sur un diagnostic bien fait. Le diagnostic importe en effet beaucoup, puisque c'est dans cette deuxième forme de l'affection qu'on a eu le plus souvent l'occasion d'examiner les urines à propos de

la cataracte et de déceler ainsi le diabète. On a décrit
à cette forme de cataracte diabétique des prodromes
qui seraient de la presbytie ; de l'amblyopie légère
et passagère, ou bien marquée et durable ; des céphalalgies frontales et sus-orbitaires (Lécorché). Mais, à
part la presbytie, ce sont là des troubles oculaires que
l'on trouve, au cours du diabète, chez beaucoup de
malades qui, par la suite, pourront présenter des
affections de l'œil tout autres que la cataracte, ou
même ne jamais présenter de lésions apparentes des
membranes ou des milieux.

Pour ce qui est de la presbytie, Trousseau a bien
montré que ce seul signe, apparaissant d'une façon
rapide et sans cause nette chez un individu dans la
force de l'âge, doit faire penser au diabète. Les
malades constatent que leur vue baisse ; ils mettent
des verres grossissants dont ils augmentent de plus
en plus la valeur ; plus tard leur vue se trouble ; ils
ont la sensation d'un brouillard léger devant les
yeux ; on les examine, et l'ophtalmoscope révèle
déjà les opacités sous-cristalloïdiennes, le voile
bleuâtre du début. Mais rapidement, ces opacités
sous-cristalloïdiennes vont perdre leur homogénéité.
On voit apparaître de larges rayons bleu acier (Vinsonneau), des stries troubles qui s'élargissent, en
allant du centre à la périphérie et laissent entre elles
des espaces plus clairs. En même temps on peut
déceler des points, de petites vésicules, des goutte-
lettes, des traits, des secteurs et de petites plaques
réticulées en forme de toile d'araignée (Schmidt-Rimpler) dans la corticalité. Déjà à ce stade, la cataracte

est assez volumineuse pour s'appliquer directement
contre la face postérieure de l'iris et le faire bomber
en avant. Par suite, comme on l'a fait remarquer très
justement, le signe de l'ombre portée n'existe pas.
La pupille est dilatée ; elle ne réagit que faiblement
à la lumière et à l'accommodation. Il est à noter que la
zone cataractée n'est pas immédiatement sous-cap-
sulaire, mais qu'elle siège à une certaine distance de
l'équateur. Toujours l'opacification est plus prononcée en arrière qu'en avant. Enfin, lorsque la cataracte
atteint son complet développement, on constate un
retrécissement très marqué de la chambre antérieure
et l'on a même cité des cas où le cristallin faisait
hernie à travers l'orifice pupillaire.

Les troubles fonctionnels sont ceux des cataractes
banales et nous n'avons pas à les décrire ici ; mais
nous signalerons le fait suivant, mentionné par
Lécorché et observé de nouveau par Vinsonneau :
Dans un certain nombre de cas, les cataractés diabétiques recherchent la lumière directe et fuient la
lumière diffuse, si bien qu'ils se présentent alors,
plus ou moins, avec le regard de l'amaurotique.

L'anatomie pathologique répond bien aux symptômes observés. On voit tout d'abord s'accumuler à
l'intérieur de la capsule un épanchement semi-
liquide ; le cristallin est augmenté de volume ; ses
fibres sont dissociées à la fois et comprimées par la
présence de grumeaux albumineux. Ceux-ci sont
répartis sans aucun ordre. A la périphérie, les fibres
présentent une tuméfaction trouble ; en même temps
on voit apparaître des vacuoles. L'épithélium anté-

rieur de la capsule est conservé, mais il offre une coloration inégale. Plus tard, les fibres gonflées finissent par se rompre et se réduisent en de fines granulations. L'épithélium capsulaire commence à proliférer et donne alors une série de couches qui se juxtaposent. Pour Becker, c'est dans la substance corticale postérieure qu'apparaîtraient les premières manifestations. Pour Fœrster, Martin, ce serait la couche corticale antérieure qui se troublerait la première. Gœrlitz, d'après deux pièces examinées par lui, admet un début simultané dans les couches antérieure et postérieure, tandis que le noyau resterait intact et transparent. Chez le vieillard, les conditions sont changées et l'on a un début à la fois nucléaire et cortical. L'iris présente souveut une infiltration œdémateuse de la couche pigmentaire de sa face postérieure. Les cellules sont augmentées de volume et dans chacune on peut mettre en évidence un noyau qui se colore bien (Becker). Plus tard, il se forme au niveau de cette couche postérieure des plis réguliers et on voit les cellules s'enrouler sur elles-mêmes, en constituant une figure cylindrique dans laquelle le pigment se trouve dispersé (Schmidt Rimpler). Ce processus peut s'étendre jusque sur les procès ciliaires (Kamocki, Deutschmann). Ces deux auteurs ont voulu voir, là, des lésions spéciales au diabète. Mais Vossius a trouvé des modifications identiques dans des yeux non cataractés, et chez des cataractés non diabétiques. Deutschmann a constaté aussi des modifications atrophiques de l'iris. On trouve enfin dans les chambres antérieure et postérieure des granulations pigmentaires qui proviennent des cellules désagrégées de la face postérieure de l'iris (Schmidt-Rimpler). Le ligament supérieur et la membrane hyaloïdienne présentent une fragilité spéciale, ce qui nécessite certaines précautions opératoires. Enfin, on constate du côté de la choriorétine des troubles qui sont importants, en ce sens qu'ils jouent, peut-être, un certain rôle dans la pathogénie des lésions cristalliniennes et que, d'autre part, ils rendent le pronostic fonctionnel très défavorable.

L'évolution de la cataracte diabétique chez l'adulte se fait d'une façon variable ; elle est surtout fonction de l'âge et d'autant plus rapide que le sujet est plus jeune. Il est des cas toutefois où l'affection marche avec une extrême lenteur ; Arlt, Galezowski, Vinsonneau rapportent des observations de ce genre. On peut dire cependant que ce sont là des cas atypiques et que d'ordinaire la cataracte diabétique de l'adulte évolue en quelques semaines ou en quelques mois. On a signalé aussi des cataractes diabétiques dures (de Græfe). Or, s'il est vrai que dans la majorité des cas, les cataractes diabétiques soient molles ou demi-molles, il se peut que, dans certaines conditions, des causes secondaires, tenant à l'âge du sujet ou à tout autre circonstance, viennent s'associer au diabète pour modifier l'aspect général des lésions. Ce sont là, si l'on veut, des cataractes bâtardes, dans lesquelles le diabète ne constitue pas le seul facteur étiologique.

D'ordinaire, la cataracte diabétique poursuit sa marche quel que soit le traitement appliqué contre le diabète lui-même ; et, d'une façon générale, une fois les troubles cristalliniens apparus, si le traitement antidiabétique abaisse considérablement la proportion de sucre contenu dans les urines, il n'influe pas sensiblement sur la marche de la cataracte qui continue à suivre son cours. On connaît pourtant un certain nombre de cas, bien observés, de cataractes diabétiques apparaissant et disparaissant avec l'apparition et la disparition du sucre ; et c'est même là une des preuves les meilleures qu'on puisse donner de l'existence de la cataracte diabétique. Mais, si l'on a vu des opacifications plus ou moins légères se résorber sous l'action du traitement, on n'a jamais constaté la rétrocession de véritables cataractes. Enfin, lorsqu'une première fois ces troubles ont diminué sous l'influence du régime, on les voit réapparaître dès que la glycosurie augmente et ils ne tardent pas à donner tôt ou tard une cataracte franche, sur laquelle le traitement n'a plus de prise. Voici les deux observations de Seegen qui sont très caractéristiques. La première concerne un diabétique de trente-neuf ans, amaigri. Plus de 7 p. 100 de sucre dans les urines. Aux deux yeux, le cristallin est troublé par des lésions de cataracte. Pendant la cure à Karlsbad, la teneur en sucre faiblit de moitié. Tous les symptômes s'améliorent, même les symptômes visuels. Un examen ultérieur montra la disparition totale des troubles du cristallin. Pendant sa cure, le malade vit complètement clair et c'est seulement à l'œil droit qu'on put apercevoir une légère opacité. Lorsqu'il fut de retour chez lui, les troubles visuels reparurent bientôt et au bout d'un an le malade fut atteint de cécité complète, par cataracte double.

Deuxième observation. — L'apparition de glycosurie est remarquée chez une femme de cinquante-six ans, jusque là bien portante, et l'on voit apparaître une forte lassitude avec un épuisement considérable. Quelques mois plus tard, survient une faiblesse de la vue; plus tard encore, la diminution de l'acuité visuelle devient telle que la malade ne peut plus lire. Le professeur Gerhardt, qui, le premier, reconnut le diabète, remarqua un trouble considérable du cristallin aux deux yeux. Tous les symptômes rétrocédèrent grâce à une sévère diète carnée, et Gerhardt constata également la rétrocession des troubles cristalliniens. Lorsque Seegen, un an après, vit la malade, le trouble était très faible et permettait la lecture du journal. Fauconneau-Dufresne a signalé des cas absolument contraires, dans lesquels on voyait diminuer la quantité de sucre dans les urines, tandis que la cataracte se développait, et cela sans qu'aucune modification de régime pût expliquer ce changement.

La cataracte diabétique de l'adulte présente les caractères généraux que nous avons notés; et son aspect, les périodes successives de son évolution en rendent le diagnostic possible : cataracte molle, blanc grisâtre, volumineuse, voile bleuâtre du début; — ensuite, stries opaques et larges rayons bleu acier. Mais il faut bien dire qu'on retrouve souvent des signes semblables dans les cas de cataractes molles ou demi-molles, d'origine non diabétique. Et si leur ensemble peut mettre sur la voie du diagnostic, on ne doit pas affirmer ce dernier, tant que l'examen clinique du malade et l'analyse des urines n'auront pas montré qu'on se trouve réellement en présence d'un diabétique.

Chez l'adulte, la cataracte diabétique est loin d'avoir la gravité qu'elle revêt chez les jeunes sujets. Elle apparaît à n'importe quelle période de la maladie et n'en constitue pas seulement une manifestation ultime. Au point de vue du pronostic, elle reste essentiellement fonction du diabète. Dans les cas de diabète grave, à la période de marasme, l'apparition d'une cataracte sera, comme chez l'enfant, d'un mauvais pronostic. Si, à la glycosurie, viennent s'ajouter de l'acétonurie et de la diacéturie, il faudra craindre des accidents rapidement mortels. Mais souvent on se trouve en présence de malades qui supportent fort bien leur diabète et possèdent toutes les apparences d'une bonne santé; la glycosurie même est parfois ignorée. Dans ces cas, le pronostic devient excellent. On peut aborder sans crainte le traitement chirurgical qui, grâce à des précautions anté-opératoires bien définies aujourd'hui, n'offre guère plus de danger que chez un cataracté ordinaire.

OBSERVATION III (de Wecker)

(Empruntée à la thèse du docteur Off.)

X..., cinquante-cinq ans, atteint, depuis près d'un

an, d'une cataracte de l'œil droit, présentant tous les caractères d'une cataracte molle.

A gauche, il y a aussi une opacité commençante. Depuis longtemps, le malade est traité pour un diabète. qui n'a pas, du reste, profondément altéré sa santé. Embonpoint. Diminution de la quantité de sucre par le régime.

Opération. — Rien de particulier. Au bout de dix jours, le malade quitte la clinique, guéri. Deux mois après, choix de verres :

Avec + 4, pour voir de loin S = 1 ;

Avec + 2, il lit le n° 1 de Snellen.

Le fond de l'œil opéré ne présente rien de particulier.

OBSERVATION IV

(Due à l'obligeance de M. le professeur ROLLET.)

P. E., quarante et un ans. Entrée salle Saint-Paul le 13 août 1902. Cataracte demi-molle à l'œil gauche. Malade diabétique sentant l'acétone. A été adressée antérieurement à M. le professeur Lépine pour son diabète. Le 13 août, opération sans incident. Le 18 août, premier pansement, bon résultat. Le 21 août, la malade quitte le service.

V = 1/14 avec + 9 D. Elle lit le n° 2 de Galezowski avec + 12. La malade est revenue pour se faire opérer l'œil droit. En raison de son mauvais état général, elle est adressée à M. le professeur Lépine. Elle meurt dans son service avant l'opération.

OBSERVATION V

(Due à l'obligeance de M. le professeur ROLLET.)

D. A., cinquante-quatre ans. Entré à la salle Saint-Louis, le 6 novembre 1900, pour une cataracte demi-molle 3 l. 500 d'urine par jour; 71 gr. 42 de sucre par litre, soit 249 gr. 97 par jour. Pas d'albumine. Opération, avee iridectomie.

Premier pansement, bon résultat. $V = 1/14$ avec verres sphériques $\frac{+\ 9}{+\ 14}$. Huit jours après l'opération 2 l. 200 d'urine. 34 gr. 47 de sucre par litre, soit 75 gr. 83. par vingt-quatre heures.

Pas d'albumine.

C. *Cataracte diabétique du vieillard.* — « Cette forme, dit Vinsonneau, ne diffère pas de la cataracte sénile ordinaire ; c'est une cataracte sénile courante, une cataraénilescte chez un diabétique âgé. »

S'il est vrai que la cataracte diabétique du vieillard ne revêt pas les caractères que nous avons décrits dans les deux formes précédentes, cela tient simplement à ce qu'elle évolue dans des conditions particulières, sur un terrain spécial. Le sujet est diabétique et nous observons, en effet, dans ces cataractes, une prédominance plus ou moins grande des couches molles ; mais le sujet est en même temps un vieillard et par conséquent, nous ne devons pas nous étonner de trouver aussi chez lui certains caractères des cataractes séniles.

La lésion participe à la fois du diabète et de la sénilité ; la cataracte est à la fois nucléaire et corticale. Nous avons déjà cité la phrase de Panas : « Les diabétiques ont la cataracte de leur âge. » Il s'agit donc ici de cataractes séniles qui, par le fait du diabète, apparaissent à un âge moins avancé et revêtent des caractères particuliers. Les cataractes diabétiques du vieillard se montrent relativement plus tôt que les cataractes séniles ordinaires. D'autre part, il semble difficile de nier le diabète, dans les cas où l'on constate par exemple une cataracte d'un côté, alors que l'autre œil offre à l'examen ophtalmoscopique des lésions caractéristiques de rétinite diabétique par exemple, ou de toute autre affection de même nature. A l'appui de cette opinion, nous citerons les deux observations suivantes, empruntées à Schmidt-Rimpler : Un maître forestier de soixante-quatorze ans, qui, dix ans auparavant, avait été envoyé à Karlsbad pour le diabète et se servait beaucoup de ses yeux, voyait encore très suffisamment, lorsque, dans ces derniers temps, survinrent des troubles de la vue avec à droite, une rétinite centrale ponctuée ; à gauche, une rétinite hémorragique et un début de cataracte.

Il avait couramment 3 p. 100 de sucre, malgré une sévère diète diabétique. Chez un autre malade de soixante-douze ans, le diabète était constaté depuis déjà quinze ans ; dans ces dernières années il avait perdu l'acuité du regard du côté gauche ; plus récemment, il constata aussi l'affaiblissement de la vue du côté droit. A gauche, cataracte mûre. A droite, rétinite ponctuée. Vers l'extérieur de la papille, des

taches blanches, isolées; aucun scotome central
coloré. Donc, tout en admettant l'existence de cataractes séniles ordinaires chez le vieillard diabétique,
nous croyons les faits précédents assez démonstratifs
pour admettre l'influence du diabète sur l'étiologie
et l'évolution de la cataracte chez un certain nombre
de sujets âgés. D'ailleurs, quelle que soit la part
accordée au diabète dans la constitution des troubles
cristalliniens du vieillard, nous verrons que la question du pronostic et du traitement reste à peu près la
même que s'il s'agissait d'un diabétique quelconque.
Chez les individus âgés, le diagnostic est évidemment difficile si l'on ne considère que la cataracte
elle-même. Et pourtant Dor écrit : « Je ne puis pas
me ranger à l'opinion de Becker, qui dit que, chez
les individus âgés, on ne peut pas décider s'il s'agit
d'une cataracte sénile ou d'une cataracte diabétique,
car, dans deux cas que j'ai observés chez des malades
de plus de cinquante ans, l'aspect seul des masses
corticales beaucoup plus ramollies qu'elles ne le sont
ordinairement à cet âge m'engagea à analyser les
urines et fit découvrir le diabète. » Quoi qu'il en soit,
c'est précisément parce que le diagnostic est plus
difficile chez le vieillard qu'il faut y attacher une
importance plus grande. Méconnaître l'origine diabétique d'une cataracte, c'est s'exposer à la traiter
comme une cataracte ordinaire sans instituer le traitement pré-opératoire si nécessaire, et c'est par conséquent s'exposer à tous les accidents qui peuvent
suivre une intervention imprudente. Le pronostic
s'établit toujours de la même manière : grave, si le

diabète est grave ; réservé si le diabète est compliqué ; favorable au contraire, dans le diabète léger, avec persistance du bon état général.

OBSERVATION VI

(Due à l'obligeance de M. le professeur ROLLET.)

J. L., 72 ans. Entre à la clinique ophtalmologique le 13 mars 1905 pour cataracte double. Début cinq ans auparavant, à l'œil gauche ; baisse progressive de la vue ; puis, début à l'œil droit ; jamais de douleurs ni de paralysies oculaires. A l'âge de 5 ans, la malade eut une kératite qui laissa une taie à l'œil gauche. Il y a cinq ans, en même temps ou un peu avant le début de la cataracte, le diabète s'annonça par de la polydipsie, de la glycosurie, de la polyurie. Pas de boulimie. Amaigrissement de 47 livres. Pas de furonculose, mais de l'érythème avec prurit ; gingivite expulsive ; céphalée accompagnée d'inaptitude au travail. Congestion de la face. Bref, tous les symptômes cliniques du diabète au complet. Actuellement l'affection semble avoir rétrocédé.

OD = cataracte demi-molle.
OG = idem.

La malade peut encore se conduire, elle compte les doigts à 0 m. 50.

Le 18 mai, opération du côté gauche. Le cristallin, lié par des adhérences, ne tend pas à basculer. Iridectomie justifiée par ce fait et aussi par la présence d'un leucome.

V = 1/50 avec verres sphériques + 10 D.
Le 23 mai, premier pansement : bon résultat.
Astigmatisme considérable.

OBSERVATION VII

(Due à l'obligeance de M. le professeur ROLLET.)

B. J., 68 ans. Entré à la clinique ophtalmologique le 11 mars 1905. Cataracte demi-molle. Diabète. 13 grammes de sucre par litre. Extraction sans iridectomie. Trois jours après l'opération, le malade prétend souffrir. On refait le pansement : rien d'anormal. Bon résultat.

OBSERVATION VIII

(Due à l'obligeance de M. le professeur ROLLET.)

B., 57 ans. Entré dans la salle Saint-Louis le 22 janvier 1904. Diabète : 54 grammes de sucre par litre. Cataracte dure. Extraction sans iridectomie. Le 27 janvier, premier pansement. Bon résultat. Le 1er février, V = 1/10 avec + 9 D. Pas d'amélioration par les verres cylindriques.

OBSERVATION IX

(Due à l'obligeance de M. le professeur Rollet.)

M. Ch., 72 ans. Entrée salle Saint Paul le 27 mai
1903. Diabète. Sucre, par litre, 29 grammes. Albumine 0 gr. 25. *Cataracte dure*. Extraction sans iridectomie. Premier pansement : bon résultat.

Traitement. — Le traitement de la cataracte diabétique se pose aujourd'hui d'une façon nette. De nombreux insuccès ont pu, tout d'abord, faire dire que les cataractes diabétiques étaient des *noli me tangere* et que les opérer, c'était s'exposer aux complications les plus graves. On sait aujourd'hui que cette opinion était exagérée. On peut et même l'on doit opérer certaines cataractes diabétiques ; mais il faut préciser les indications opératoires et instituer, lorsqu'elles sont remplies, un traitement approprié.

Tous les cataractés diabétiques ne sont pas justiciables d'une intervention. Toutes les fois qu'on se trouvera en présence d'un diabétique en état de dénutrition profonde, arrivé à la période de marasme, l'opération sera absolument contre-indiquée. Ceci vise particulièrement les jeunes sujets qui, presque toujours, présentent un diabète grave. Nous savons bien qu'on a cité des succès opératoires chez des diabétiques profondément atteints, mais ce sont là des exceptions et les résultats sont généralement peu durables. Le plus souvent, les cataractés diabétiques meurent dans les deux ou trois mois, en moyenne,

qui suivent l'apparition de la cataracte. Dianoux fixe
à quinze mois la survie maxima des jeunes diabétiques après l'apparition des premiers troubles cristalliniens. Opérer ces malades, c'est leur faire courir
des dangers très réels pour leur procurer des avan-
tages en réalité bien minimes, puisque l'évolution
rapidement fatale de la maladie ne leur permettra
pas de jouir longtemps du bénéfice de l'opération.
Le traumatisme, si minime soit-il, les émotions qui
l'accompagnent sont préjudiciables à l'état du sujet
et ne peuvent que précipiter la marche de la maladie.
On sait que, le plus souvent, les jeunes cataractés
diabétiques meurent d'apoplexie pulmonaire le
septième ou le huitième jour après l'opération. En
outre, on doit craindre chez tous les marastiques
les infections locales, plus fréquentes et plus graves
sur un terrain qui se défend mal.

Certains auteurs ont pu citer des observations dans
lesquelles ils prétendaient avoir opéré avec succès
des diabétiques à la dernière période de marasme.
Ainsi le cas suivant, de Rava :

OBSERVATION X (Rava)
(*Annali di ottalmologia Quaglino* 1878,
Observation résumée dans le *Recueil d'ophtalmologie,* 1878.)

Cataracte diabétique opérée avec succès, dans le
dernier degré de marasme :

« Le fait que l'auteur rapporte démontre, selon
lui, qu'on ne doit jamais refuser les ressources de la
chirurgie à un individu atteint de diabète. L'opéra-

tion a été pratiquée sur les deux yeux, par le procédé de de Graefe et, en huit jours, la guérison était complète. La mort n'est survenue que deux mois après, avec conservation de la vue jusqu'au dernier jour. »

Peut-on, à vrai dire, compter comme succès des cas semblables ? Nous ne le croyons pas ; il vaut mieux, en pareille circonstance, refuser au malade les ressources de la chirurgie et ne pas l'exposer au traumatisme d'une opération qui, si minime qu'elle soit, reste chez lui dangereuse et pour le moins inutile, puisqu'il n'a même pas le temps d'en retirer le bénéfice. D'ailleurs, combien de terminaisons fatales ne pourrait-on pas opposer à quelques cas heureux ! Hancock, Arlt, France, Lécorché, David, de Græfe, Landouzy, Webster, Scheffels, Dugardin, Thomas, Rollet ont assez montré dans leurs observations la gravité de la cataracte chez les diabétiques en état de marasme pour qu'en présence de ces malades, l'abstention opératoire devienne une règle absolue.

Le traitement chirurgical sera encore contre-indiqué chez tous les diabétiques qui présenteront, en plus de leur glycosurie, de l'acétonurie et de la diacéturie. Il faut redouter chez eux une attaque de coma, et, de ce fait, ils deviennent véritablement des *noli me tangere*. On n'opérera pas non plus lorsque d'autres lésions oculaires, telles qu'iritis, kératite, infection des voies lacrymales, conjonctivite, coexistent chez le même malade; ceci, d'ailleurs, n'est pas particulier aux diabétiques. Une glycosurie énorme n'est pas une contre-indication, si elle est absolument pure et n'a pas porté une trop grave atteinte à l'état général.

Lorsque l'opération est décidée, il est utile d'instituer un traitement médical dans le but de réduire la glycosurie.

Perrin, le premier, a porté l'attention sur ce point, et Panas, après lui, dans une communication à l'Académie de médecine (janvier 1886), a fortement préconisé cette précaution pré-opératoire. Tous les auteurs cependant ne se sont pas rangés à leur avis, et un certain nombre d'ophtalmologistes pratiquent l'opération de la cataracte sans se préoccuper des quantités de sucre contenues dans l'urine de leurs malades. Voici ce qu'écrivent à ce sujet de Wecker et Landolt (*Traité d'Ophtalmologie*) : « Actuellement nous nous dispenserions de faire examiner les urines autrement que dans un but d'étude clinique pour pouvoir contrôler les assertions émises par les auteurs, tellement nous avons la conviction que la glycosurie ne peut exercer une influence sur la guérison. Mais nous sommes tout disposés à admettre que, plus que tous les autres, ces malades réclament les soins les plus minutieux d'antisepsie. »

Les auteurs se divisent en deux camps : de Wecker, Landolt, Fieuzal, Abadie n'attachent aucune importance au traitement antidiabétique; au contraire, Panas, Galezowski, Lapersonne, le considèrent non seulement comme utile, mais comme nécessaire.

En fait, on a bien souvent opéré des cataractes diabétiques, sans réduire la glycosurie, et les suites n'ont pas été fâcheuses. D'autre part, il est arrivé parfois qu'en voulant abaisser, dans de trop fortes proportions, l'émission du sucre, on a fait naître des accidents graves. En somme, des résultats nombreux montrent qu'il ne faut pas exagérer l'importance du traitement antidiabétique pré-opératoire ; celui-ci doit être institué toutes les fois qu'il y a émission d'une certaine quantité de sucre, en particulier chez les malades qui ne se soignent pas ou qui se soignent mal. Ce traitement ne doit pas être trop rigoureux ; car, s'il est facile de faire tomber à près de zéro la glycosurie, principalement par l'inanition, on s'expose à compromettre gravement la vie du malade et à le rendre incapable de supporter le traumatisme de l'opération. Ce qu'il faut avant tout considérer, c'est l'état général ; c'est lui qu'il faut rendre aussi bon que possible par un régime doux et régénérateur. Nous n'avons pas à exposer ici le mode de traitement qu'il faut instituer ; nous renvoyons pour cela aux ouvrages spéciaux (1).

La technique opératoire a été le sujet de grandes discussions. Il faut prendre de grandes précautions d'asepsie et d'antisepsie. On opère, en effet, sur un terrain qui se défend mal, et les moindres infections peuvent y prendre une gravité exceptionnelle. Panas a préconisé l'extraction simple avec lavage intra-oculaire. Lagrange est revenu dernièrement sur cette question du lavage intra-oculaire dans l'opé-

(1) LÉPINE. — *Le diabète non compliqué et son traitement*, Paris, 1905.
— *Les complications du diabète et leur traitement*, Paris, 1908.

ration de la cataracte. Cette méthode peut être excellente et avoir ses indications; mais lorsqu'on est sûr de son asepsie (comme on doit l'être lorsqu'on opère une cataracte diabétique), c'est une mesure qui reste superflue. Vinsonneau est fortement partisan de l'extraction avec iridectomie; c'est la méthode généralement employée par De Lapersonne. Schmidt-Rimpler indique l'incision linéaire faite avec un couteau lancéolé avec ou sans iridectomie. D'autres auteurs, partisans de l'iridectomie, admettent qu'il faut la faire d'une façon préventive, trois semaines ou un mois avant l'extraction du cristallin. M. le professeur Rollet estime qu'il n'y a pas lieu d'employer des méthodes spéciales pour la cataracte diabétique. Il a toujours opéré cette dernière par les procédés ordinaires avec d'excellents résultats. Il n'est nullement partisan de l'iridectomie pratiquée *d'une façon systématique* : il faut la réserver pour des cas particuliers où ses indications sont nettement précisées (adhérences, iris rigide, cristallin énorme, leucome, etc.). (Voir l'observation VI.)

Nous n'envisagerons pas le pronostic opératoire chez les enfants ou chez les diabétiques arrivés à l'état de marasme ; nous avons dit qu'il ne fallait pas les opérer. Chez le sujet atteint de diabète simple avec un état général encore satisfaisant, le pronostic opératoire est bon. Peut-être faut-il noter un léger retard de cicatrisation. Il faut redouter, à titre de complication immédiate, l'infection sous toutes ses formes ; comme complication tardive, les cataractes secondaires sont rares. On peut craindre pour la vision des lésions du côté de la rétine ; elles sont évidemment difficiles à diagnostiquer avant l'extraction de la cataracte ; mais si on peut les prévoir d'avance, elles constituent une contre-indication absolue à une opération désormais inutile.

CHAPITRE V

LES AFFECTIONS DE LA RÉTINE

Signalée pour la première fois par Desmarres, la
rétinite diabétique a été étudiée par Noyes, Jœger,
Leber, Galezowski, Courtois, Haltenhof. Son existence a été reconnue avant celle de la cataracte,
malgré que cette dernière soit de beaucoup plus
fréquente. Ceci tient à ce que la cataracte apparaît
parfois à une période où la maladie peut encore
passer inaperçue. Le plus souvent, au contraire, les
affections rétiniennes surviennent assez tard, alors
que le diabète est installé depuis longtemps. Dans ce
cas, la glycosurie s'accompagne souvent d'albuminurie et certains auteurs, comme Leber, se sont
demandé si l'affection rétinienne était due à une
néphrite surajoutée ou au diabète lui-même; entre
ces deux hypothèses, il lui était difficile de choisir,
car il n'avait pu réunir que 19 observations de
rétinite diabétique dont une seule personnelle. Aussi
écrivait-il: « Les affections de la rétine, dans le
diabète sucré, sont dues en partie au diabète même,

en partie à une néphrite surajoutée ou aux deux réunis. » Cependant, il faisait remarquer que les premiers symptômes diabétiques précèdent toujours de plusieurs années l'affection rétinienne. Mais par la suite, en pratiquant plus souvent des examens d'urine, on a pu se rendre compte que la rétinite changeait de caractère suivant qu'il y avait prédominance de l'albuminurie ou de la glycosurie. Et Galezowski, sur une série de 23 observations, n'a trouvé que 3 fois la présence simultanée de sucre et d'albumine dans l'urine de ses malades.

La rétinite apparaît donc à une période avancée de la maladie, mais pas toujours à la période de marasme comme l'ont écrit certains auteurs. On la trouve plus fréquemment chez les diabétiques d'un certain âge. Il est assez rare de la rencontrer chez les jeunes sujets. On a pu cependant en rapporter quelque cas (en particulier, celui de Haltenhof, chez une jeune fille de vingt-neuf ans). « La rétinite diabétique, dit Lécorché, est caractérisée par des hémorragies plus ou moins étendues et par des exsudations en forme de taches blanches arrondies, disséminées sur la rétine. Contrairement à la rétinite brightique, ces taches exsudatives ne forment pas de larges plaques, elle ne se disposent pas en étoile autour de la macula. » On peut dire, en effet, que la rétinite diabétique se caractérise: 1° par des hémorragies ; 2° par des exsudats en forme de petites taches blanchâtres. On rencontre ces lésions soit réunies chez le même malade, soit au contraire à l'état isolé.

Les hémorragies rétiniennes du diabète peuvent

porter sur un seul œil, plus souvent sur les deux. De même, elles proviennent parfois d'un seul vaisseau, en général de plusieurs ; elles se produisent souvent à un angle de bifurcation, mais on peut les trouver en un point quelconque sur le trajet des vaisseaux ; elles sont soit veineuses, soit artérielles. Lorsque les lésions sont déjà avancées, il est difficile de reconnaître par l'examen ophtalmoscopique la nature du vaisseau rupturé ; mais le diagnostic est parfois possible.

Les hémorragies ne se présentent pas toujours de la même manière ; elles affectent parfois la forme d'un véritable piqueté qui constelle de minuscules points rouges toute l'étendue de la rétine. Cette forme a particulièrement attiré l'attention ; on a voulu la faire symptomatique des lésions diabétiques : c'est le sablé hémorragique de Follin, véritable purpura rétinien.

D'autres fois, les hémorragies sont plus étendues et se présentent sous forme de taches arrondies ; à un degré plus avancé encore, ce sont les apoplexies étendues de la rétine, signalées par Leber, pouvant s'accompagner de décollements plus ou moins considérables. Ces hémorragies peuvent même faire irruption dans le corps vitré (1). Enfin on a cité des cas, tels que ceux de Kœnig. Galezowski, où l'on voyait apparaître un véritable glaucome hémorragique avec tout le cortège de ses symptômes ordinaires.

(1) Ces hémorragies considérables s'observeraient surtout lorsqu'à la glycosurie s'ajoute l'oxalurie.

La forme de l'hémorragie est, en réalité, commandée par la disposition du plan dans lequel elle se produit ; « dans la couche des fibres, les épanchements se font sous forme de flammèches ; de piqueté dans la couche des grains internes ; de placards en croissant, s'il s'agit d'hémorragies antérétiniennes abondantes. Ces dernières (comme nous en citerons un cas) peuvent être le point de départ de rétinite proliférante (1). »

Les hémorragies récentes ont une coloration rouge vif ; par la suite, elles prennent une teinte plus foncée et elles finissent par se montrer sous la forme de taches d'un blanc jaunâtre, qui doivent leur coloration à une dégénérescence graisseuse signalée par de Græfe et Desmarres. Pour certains auteurs, il s'agirait là d'une véritable myélinisation. Parfois aussi, il persiste comme reliquat des granulations pigmentaires.

D'une façon générale, les hémorragies que l'on observe dans la rétinite diabétique sont rapportées à des altérations vasculaires. Lécorché a montré que les petits vaisseaux sont particulièrement atteints par le diabète et on a signalé, d'autre part, des dilatations anévrysmales ainsi que la dégénérescence des parois vasculaires, toutes lésions qui peuvent bien expliquer les accidents que nous avons décrits. Cependant Schmidt-Rimpler met en doute l'importance de ces altérations et déclare « qu'on n'observe presque jamais de modifications des vaisseaux de la rétine dans le diabète simple, c'est-à-dire évoluant

(1) Rollet : Complications oculaires du diabète, *Bulletin médical*, juin 1905.

sans albuminurie ». D'autre part, Deutschmann, sur quatre yeux examinés, n'a pas trouvé d'altération des vaisseaux. Kamocki donne les mêmes résultats; mais les yeux examinés par eux, quoique porteurs d'autres lésions diabétiques, ne présentaient pas d'hémorragies rétiniennes.

Dans un cas de rétinite hémorragique, l'œil examiné par Schmidt-Rimpler ne présentait pas de lésions vasculaires pathologiques; on notait seulement par endroits une grande hypérémie au niveau de la choroïde. Nettleship au contraire aurait trouvé des dilatations anévrysmales dans les capillaires de la rétine ; mais dans ce cas, la papille était œdématiée, « ce qui donne lieu de penser, dit Schmidt-Rimpler, qu'il s'agit là d'un diabète avec albuminurie ».

Certainement, pour interpréter la production des hémorragies, il ne faut pas considérer comme cause unique les lésions des vaisseaux : il faut faire une certaine place aux altérations du sang, si importantes dans le diabète. Mais il semble difficile de rejeter complètement les altérations vasculaires. Si l'on n'a pas toujours trouvé des lésions dans les vaisseaux mêmes de la rétine, on a pu en déceler le plus souvent au niveau de la choroïde. Voici, d'ailleurs, les résultats d'un examen pratiqué par M. Rémy (laboratoire de l'Hôtel-Dieu) pour un malade de Galezowski atteint de rétinite diabétique suivie de glaucome hémorragique.

EXAMEN MICROSCOPIQUE DE L'ŒIL EXTIRPÉ

Sclérotique. — Ectasies nombreuses. Points hémorragiques à la partie postérieure.

Cornée. — Légèrement trouble. Pas de vaisseaux.

Choroïde. — Appliquée contre la sclérotique sur l'hémisphère postérieur de l'œil. En arrière de la ligne équatoriale du globe, petit dépôt fibrineux linéaire ; c'est par là que l'hémorragie semble s'être effectuée. En effet, sur une coupe, petite trame rouge noirâtre, répondant à un vaisseau rompu. Pas de dilatations anévrysmales.

Rétine. — Nulle part on ne la trouve appliquée contre la choroïde. L'intérieur de l'œil est occupé par un caillot unique mélangé au vitré, pénétrant dans la chambre antérieure. Ce caillot se sépare en deux couches : l'une est appliquée contre la choroïde, entre elle et la rétine qu'elle a décollée et poussée en avant ; l'autre couche est antérieure, de forme conique, la pointe dirigée vers la papille. C'est à la surface de ce cône que se trouvent très nettement les éléments de la rétine, fibres optiques, myélocytes et cellules nerveuses. Pas d'excavation de la papille.

Cristallin. — Légèrement opaque, englobé au milieu du caillot.

Pas d'anévrysmes miliaires, signalés pourtant par Pagenstecher ; donc la cause était une altération des vaisseaux choroïdiens et point de la rétine.

Lorsque la rétinite diabétique est exsudative et non plus hémorragique, elle présente à l'examen ophtalmoscopique un semis de taches blanches, jaunâtres, miroitantes. Ce sont des taches multiples, petites, et non pas des placards étendus. Ces taches s'ordonnent en lignes, en arcs de cercle ; elle sont disséminées dans le fond de l'œil, surtout confluentes vers les confins de la région papillo-temporale de la macula ; mais là elles ne se disposent jamais en étoile comme dans l'albuminurie (1).

Ceci répond à ce que Hirschberg a appelé la rétinite centrale ponctuée diabétique. Ces taches ont une forme irrégulière, souvent crénelée ; elles ne s'entourent pas d'une infiltration séreuse ; d'ordinaire, elles restent séparées les unes des autres, constituant un piqueté blanchâtre ; quelquefois, cependant, elles se réunissent pour donner des placards.

Berger avait déclaré que jamais ces taches ne se cerclaient de pigment. Ce caractère, qui serait particulièrement utile pour le diagnostic différentiel n'est malheureusement pas constant et divers auteurs ont vu parfois les exsudats s'entourer de pigment. Il faut dire toutefois que l'on trouve surtout ce dernier lorsque le diabète n'est pas absolument pur, en particulier lorsqu'il évolue sur un terrain syphilitique. La rétinite diabétique ne s'accompagne pas généralement de modifications de la papille ; parfois il est vrai, l'affection se complique d'atrophie du nerf optique, mais cette dernière n'est pas précédée d'œdème papillaire comme dans la rétinite albuminurique. Le cas peut se présenter, mais le plus souvent il s'agit alors de diabètes très avancés et l'on trouve dans les urines de grandes quantités d'albumine. Schmidt-Rimpler fait d'ailleurs remarquer que si, à un moment donné,

(1) Rollet : *Traité d'ophtalmoscopie.*

on peut avoir chez un diabétique une rétinite centrale ponctuée typique, l'aspect des lésions peut varier durant la maladie ; il donne à ce sujet l'observation suivante :

Friedrich M., alors âgé de soixante-deux ans, se trouve à la fin de 1889, pour la première fois, à la polyclinique pour un orgelet du côté droit. A. normale des deux côtés. Examen ophtalmoscopique : staphylome postérieur.

A la fin de 1893, on note à peu près le même état ; on n'analyse pas les urines. Le 3 décembre 1894, le malade revient se plaignant de voir plus mal depuis trois mois. Des deux côtés A = 1/3. Tandis que le champ visuel des deux côtés est libre à la périphérie, il y a au centre un scotome pour les couleurs qui entoure le point fixé comme un voile et qui s'étend pour l'œil gauche environ à 8° du côté nasal et à 3° du côté temporal. A l'examen, avec des cadrans colorés, vert et rouge, le vert est perçu comme gris, le rouge et indistinct et disparaît.

L'examen ophtalmoscopique donne à droite une rétinite hémorragique ; à gauche, une rétinite centrale ponctuée. A l'œil droit se trouve, à côté de la papille qui est normale du côté nasal, un espace rouge violacé, gros comme la tête d'une épingle (examen à l'image renversée avec + 13 D.) ; à côté, dans les environs de la macula, plusieurs petites hémorragies et un peu vers le haut, à côté d'une hémorragie, un espace gris blanc, brillant. La périphérie du fond d'œil est libre. A l'œil gauche, il y a dans les environs de la macula de petites taches, gris blanchâtre.

Elles sont en parties linéaires et avec des bords dentelés à côté de petits points. Là aussi, la périphérie est libre.

L'analyse de l'urine montre une riche teneur en sucre, avec un poids spécifique de 1.030. Le sujet, qui se trouve ordinairement très bien portant, répond qu'il a presque toujours eu très soif ; depuis dix ans, il aurait aussi de la polyurie. Deux jours plus tard, surviennent à l'œil gauche, dans les environs de la macula, deux nouvelles petites hémorragies ; à l'œil droit, au même point, une petite tache gris d'argent. Le 19 décembre, à droite, de nouvelles hémorragies du côté nasal et du côté temporal de la papille. A gauche, à côté de la tache blanche, devenue un peu plus grosse, de nouvelles petites hémorragies dans les environs de la macula. L'urine ne contient pas de sucre. Poids spécifique, 1.023. Le 5 janvier 1905, à droite, A = presque 1/6 ; à gauche, A = 1/2. L'urine renferme du sucre. Le 26 juin 1895, à droite A < 1/2 ; à gauche, A = 1/2. Des deux côtés persiste un scotome central pour les couleurs. Le blanc est perçu un peu plus clairement. A droite, on trouve aussi maintenant des hémorragies dans les parties supérieure et inférieure périphériques de la rétine ; de même dans les environs de la macula où apparaissent de nombreuses taches et lignes blanches de la même forme que précédemment, cela seulement à l'œil gauche. A l'œil gauche on trouve encore, à côté des taches blanches, mais seulement dans les environs de la macula, des hémorragies grosses comme la tête d'une épingle et d'autres plus petites. Le

21 août 1895, à droite, A = 1/2 ; à gauche, A < 2/3.
Scotome central persistant pour les couleurs. Le
bleu est indiqué comme peu net et grisâtre. Le
26 mars 1896, le malade se plaint de métamorphopsie. A droite, A = 1/3 ; à gauche, A < 1/3. A
l'examen ophtalmoscopique, on voit à droite la
papille hypérémiée moins nettement délimitée, sa
périphérie étant quelque peu enflammée et trouble.
Du côté nasal, à côté de la papille, on voit un espace
blanc (auparavant se trouvait là un foyer hémorragique) sur lequel court un vaisseau de la rétine. Du
côté de la macula, on voit des taches blanches ordon-
nées en forme d'arc.

Autour de la région maculaire, surtout en haut et
en bas de celle-ci, à côté de la bifurcation des vaisseaux temporaux et aussi vers la papille, quelques
plaques blanches, brillantes comme de l'argent, disposées en amas, de forme ovale ou angulaire avec
des bords en partie dentelés. Dans une de ces plaques
blanches, un tout petit point pigmentaire noir. La
macula elle-même est peu intéressée, mais elle ne
montre pas son aspect normal avec la réflexion de la
lumière à la périphérie. A gauche, il y a des plaques
nettement blanches disposées d'une façon tout à fait
semblable en haut et en bas de la macula. A côté de
la papille se trouvent des taches plus petites et de
même plus loin, en bas de la macula, entre les vaisseaux, les alentours de la papille montrent aussi de
petites hémorragies peu accusées. La périphérie
paraît libre des deux côtés. A peine à droite voit-on,
sur la rétine bien éclairée, un amas de pigment noir

qui forme un trait horizontal et un vertical. L'état général du malade, qui suit un régime antidiabétique modéré, est bon et ne donne pas sujet de plainte.

Dans l'urine on trouve du sucre, pas d'albumine. Dans ce cas, on en arriva, à côté d'autres modifications, à la formation de quelques taches pigmentaires noires et à la congestion de la papille optique gauche, ainsi qu'aux troubles des parties limitantes (1).

Les troubles fonctionnels consistent, avant tout, dans l'apparition de scotomes d'autant plus gênants que les lésions sont plus rapprochées de la macula. Le début peut passer inaperçu du malade, complètement parfois ; plus souvent, il a la sensation de brouillards passagers, auxquels il n'accorde pas toujours une attention bien grande.

Il en est surtout ainsi pour les hémorragies qui occupent la périphérie de la rétine.

Au contraire, les lésions siégeant aux environs de la région papillo-maculaire peuvent s'accompagner de la sensation brusque que la vision s'éteint presque complètement pour ne revenir que lentement pendant les jours suivants. Le malade se plaint de voir les objets à travers un brouillard plus ou moins épais. Les couleurs sont généralement mal perçues, comme l'a montré Galezowski.

Il y a souvent métamorphopsie ; les objets sont vus déformées, renversés. On a également signalé la diplopie. Schmidt-Rimpler a constaté une diminution dans l'appréciation de la quantité de lumière, mesurée avec le photomètre de Fœrster. Les hémor-

(1) Schmidt-Rimpler : *Traité des maladies des yeux.*

ragies du vitré se traduisent subjectivement par des mouches volantes. On n'observe la perte partielle ou complète du champ visuel que dans les cas de grands décollemenrs de la rétine, par suite d'hémorragies abondantes.

Le diagnostic des affections diabétiques de la rétine est certainement difficile. On sera guidé par ce fait qu'il s'agit presque toujours de diabétiques avérés, mais c'est à l'examen des urines qu'il faut recourir ; il s'impose ici d'une façon absolue. Pour ce qui est des hémorragies, le diagnostic est impossible par le seul examen de l'œil. Les hémorragies, en effet, n'ont rien de pathognomonique ; on les retrouve dans toutes les grandes maladies constitutionnelles. Au contraire, dans les cas de rétinite exsudative, la question est très discutée. Hirschberg voit dans la rétinite centrale ponctuée une affection bien définie et dont la nature diabétique n'est point douteuse. Déjà, d'autres auteurs, comme Galezowski, l'avaient bien différenciée d'un certain nombre d'autres affections et en particulier de la rétinite albuminurique. Kwiatowski donne dans sa thèse le tableau suivant, reproduit d'une façon à peu près identique par Pillot.

Rétinite glycosurique.	*Rétinite albuminurique.*
1° Tendance à l'atrophie du nerf optique.	1° Cette tendance n'existe pas.
2° Les hémorragies se produisent dans les diverses régions et leur forme est plutôt arrondie.	2° Les hémorragies se produisent dans le segment postérieur et leur forme est allongée.

3° Les exsudations sont de petites dimensions non entourées d'infiltration séreuse et répandues sur toute la surface rétinienne.

4° La papille n'est jamais infiltrée.

5° Les apoplexies rétiniennes se produisent à la période ultime de la maladie.

6° La faculté de distinguer les couleurs est pervertie complètement dans les rétinites et les atrophies de la papille glycosuriques.

3° Plaques blanches graisseuses, occupant le segment postérieur de l'œil et entourées d'infiltration séreuse.

4° La papille est entourée d'une infiltration séreuse.

5° Les hémorragies existent souvent à une époque peu avancée de la maladie de Bright.

6° La faculté de distinguer les couleurs n'est pas pervertie au même degré dans la rétinite albuminurique.

Schmidt-Rimpler insiste spécialement sur les altérations vasculaires : « De plus en plus, on peut affirmer, dit-il, que les vaisseaux présentent rarement des modifications dans la rétinite diabétique, tandis que dans la rétinite albuminurique, les modifications dans les parois et dans la lumière sont la règle. »

Pour ce qui est des autres affections de la rétine, Hirschberg donne les caractères suivants comme signes différentiels :

1° Dans la rétinite syphilitique, il s'agit de taches

rondes, rosées, plus tard jaunâtres, et enfin blanches, très rarement dépourvues de pigment, après une plus longue durée;

2° La modification sénile du centre de la rétine montre un aspect plus semblable à une cicatrice de foyers avec formation de cristaux et sclérose des artères rétiniennes (abstraction faite du grand âge du malade et du processus tout à fait chronique;

3° L'inflammation habituelle du centre de la rétine produit des foyers mous semblables à des nuages;

4° La rétinite goutteuse (rétinite ponctuée blanchissante de Mooren) est tout à fait semblable? mais ce qui en diffère, c'est la disposition plus étoilée et en forme de filet et la disparition sans cicatrice du foyer.

Schmidt-Rimpler déclare que, pour ce qui est de la rétinite goutteuse, le diagnostic est absolument impossible par l'examen ophtalmoscopique. Il en est d'ailleurs de même pour certaines formes de rétinite qui s'écartent du type ordinaire, et, dans tous ces cas, l'analyse des urines seule tranchera les difficultés.

Le pronostic de la rétinite diabétique ne revêt pas, au point de vue *quod vitam*, la même gravité que celui de la rétinite albuminurique. On sait que cette dernière peut être considérée comme une complication préterminale et l'on voit généralement dans son apparition un signe très défavorable. Il n'en est pas ainsi dans le diabète. M. le professeur Rollet a souvent insisté sur ce point. Les lésions rétiniennes sont évidemment le fait d'une maladie en évolution depuis

un certain temps déjà. On n'a plus affaire, comme
cela se voit pour la cataracte, à des diabètes légers ;
un peu d'albuminurie complique souvent la glycosurie. Non traités. ces malades peuvent évoluer assez
rapidement vers une terminaison fatale. Mais, avec
un traitement approprié, les survies de trois ou
quatre ans ne sont pas rares ; nous donnons même
l'observation d'un diabétique atteint de rétinitc
depuis huit ans et qui a eu, d'autre part, des complications graves, en particulier de la gangrène des
membres inférieurs.

D'une façon générale, les exsudations entraînent
un pronostic plus graves que les hémorragies
(Schmidt-Rimpler).

Au point de vue fonctionnel, les lésions siégeant
à la périphérie sont relativement peu gênantes ; au
contraire, toutes les fois que la région papillo-maculaire est affectée, il s'ensuit des scotomes centraux
plus ou moins importants. C'est surtout dans les
hémorragies étendues de la rétine qu'il faut redouter
la perte complète de la vue.

Le traitement doit avant tout viser la maladie
générale. Il faut instituer un régime antidiabétique ;
c'est la première indication à remplir. Ce régime doit
être rationnel, c'est-à-dire être assez sérieux pour
lutter efficacement contre la glycosurie, mais pas
assez sévère pour affaiblir le malade. On défendra à
ce dernier, d'une façon absolue. l'usage d'alcool ou
de tabac, qui pourrait amener des complications
du côté du nerf optique par le fait d'une intoxication
surajoutée.

Ayant ainsi institué un traitement général, on pourra ordonner ensuite un repos local d'un certain temps (atténuation de lumière, compresses froides). Plus tard, on évitera soigneusement la congestion de la tête; le port de verres colorés est indiqué. Schmidt-Rimpler recommande l'iodure de potassium à la dose de 0 gr. 05 par jour; il emploie également une pommade iodée. Les cas spéciaux, tels que ceux de glaucome hémorragique, nécessitent la thérapeutique ordinaire qu'on leur connaît.

OBSERVATION XI

(Due à l'obligeance de M. le professeur ROLLET.
voir les figures I et II.)

*Rétinite hémorragique ayant donné naissance
à une rétinite proliférante.*

F. Ant., einquante-huit ans, tisseur. Entré dans le service le 20 janvier 1901. Antécédents personnels : pas d'éthylisme; pas de syphilis; à trente-huit ans, il aurait eu une commotion cérébrale : maux de tête violents, aucune perte de connaissance, pas de paralysie; dix jours de maladie. A quarante-trois ans, éruption généralisée, pas de renseignements précis ; elle aurait évolué rapidement, presque sans fièvre et sans retentissement sur l'état général. A cinquante-six ans, enflure généralisée à la suite d'ingestion immodérée d'eau de Seltz (?). Depuis un an, baisse considérable, mais progressive de la vue; traité par

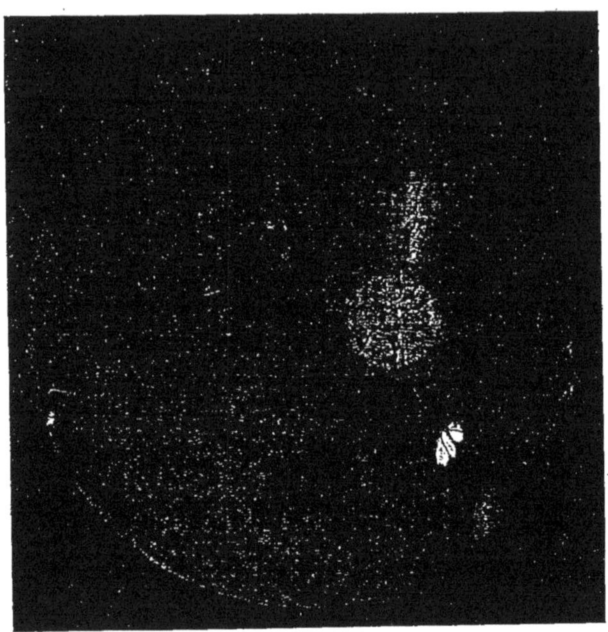

Fig. I. — Rétinite hémorragique d'origine diabétique.
(Empruntée à la Collection de M. le Professeur Rollet.)

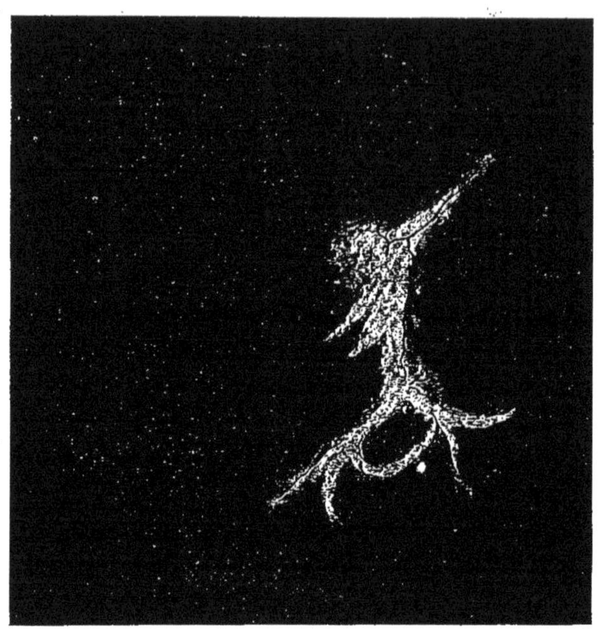

Fıc. II. — Rétinite proliférante consécutive
à une rétinite hémorragique.

(Empruntée à la Collection de M. le Professeur Rollet.)

l'iodure de potassium et des ventouses scarifiées aux tempes.

Actuellement, malade vigoureux, masses musculaires bien conservées, troubles subjectifs nuls; ne se plaint que de la vue.

Tube digestif. — Pas de polyphagie ni de polydypsie; langue rosée; bon appétit; digestions faciles, sans pesanteur épigastrique; selles normales; régulières, foie normal, non sensible.

Cœur normal.

Poumons. — Emphysème assez marqué; quelques râles. Urines ambrées, légèrement troubles, 4 litres en vingt-quatre heures.

Sucre : 55 gr. 55 par litre.

Albumine : des traces.

Système nerveux. — Jamais de névralgies; sensibilité normale, réflexes normaux.

Intelligence intacte. Légère diminution de la mémoire portant sur les noms, sur les événements récents.

Organes génitaux. — Normaux.

EXAMEN OPHTALMOCOSPIQUE

O. D. Papille à bords très flous, surtout du côté nasal; du côté temporal, sa limite se fait sentir par une ligne plus rouge que le fond avoisinant. La disposition des vaisseaux papillaires est bouleversée. La papille rouge et œdématiée laisse difficilement percevoir certaines branches qui se devinent floues sous le plan sus-jacent. Deux vaisseaux, qui semblent être les restes des V. T. S. et V. T. I., fins, à multiples courbures, se voient seuls nettement.

En dehors des limites de la papille, la plupart des vaisseaux sont très difficiles à percevoir ; quelques-uns sont invisibles sur le fond rouge foncé.

Sur la V. T. S., on note la présence d'une large tache plus claire que le fond, quoique rose, et qui semble prolonger très haut la papille. Sur la V. N. S., à deux diamètres papillaires de distance, large hémorragie, avec épaississement des vaisseaux qui, à partir de ce moment, semblent accompagnés d'un extravasat sanguin. Sur la V. N. I., deux plaques blanches sur lesquelles passent deux fins vaisseaux ; au-dessous encore, plaques exsudatives blanc rosé. Les vaisseaux temporaux sont invisibles.

O. G. La papille est moins rouge, les lésions moins avancées.

O. D. V = 1/10 à 0 m. 50.
O. G. V = 1/7 à 2 m. 50.

28 février. — Analyse des urines : 21.700 par vingt-quatre heures.

Sucre : 41 gr. 66 par litre.

Albumine : des traces.

10 mai. — Sucre : 29 gr. 41.

Albumine : des traces.

26 novembre. — Le malade revient dans le service. Cécité à peu près complète. Mêmes lésions. Traînées blanchâtres sur les deux rétines. Papilles floues.

1ᵉʳ juillet 1902. — Les lésions ont notablement changé d'aspect et on a sous les yeux une forme à évolution relativement rapide. O. D. Particulièrement marquées dans cet œil, les lésions occupent la région papillaire et péri-papillaire.

La papille n'est plus visible et n'est même pas indiquée par l'émergence des vaisseaux. Elle est recouverte par une large bande verticale de dégénérescence, plus large en haut qu'en bas, donnant dans le cadran nasal supérieur une expansion qui accompagne la V. N. S.

De l'extrémité inférieure part une expansion inféro-interne qui se divise ; une des branches se bifurque et va rejoindre une branche de l'expansion externe et inférieure de la branche verticale.

L'expansion temporale inférieure se continue suivant les vaisseaux T. I., et se bifurque ; la portion la plus externe porte une hémorragie. Les vaisseaux sont fortement rétrécis ; les artères ne se distinguent pas des veines et ne sont visibles que dans la région avoisinant la zone de dégénérescence, en raison de la couleur jaune de cette plaque d'apparence fibreuse. Champ visuel vague, présentant un scotome central.

OBSERVATION XII (Schmidt-Rimpler)

(*Traité des maladies des yeux*).

Rétinite hémorragique localisée à un seul œil.

En janvier 1894, un homme de cinquante-sept ans, se sentant très bien quant au reste, et même en

puissant embonpoint, vint me voir, se plaignant de
ce que, depuis longtemps déjà, des brouillards lui
passaient devant l'œil gauche, brouillards qui, d'ailleurs, disparaissaient bientôt. La semaine précédente,
il avait un matin remarqué une baisse soudaine dans
sa vue. A gauche, A V = 1/10 environ : rétinite hémorragique, papille optique fortement rouge, petites
artères à peine visibles, veines dilatées ; dans les
environs de la macula, une grosse hémorragie sur
une étendue de 8° environ, dans un diamètre horizontal ; scotome central, ovale dans lequel les différentes
couleurs et même le blanc sont vus, il est vrai, mais
troubles et voilés. L'urine contient beaucoup de
sucre, des traces d'albumine ; poids spécifique, 1.032.

L'œil droit a 1° de myopie pour une acuité visuelle
de presque 4 1/2. Au point de vue ophtalmoscopique
le fond d'œil est normal. Au bout de huit jours d'une
diète sucrée, pas absolue d'ailleurs (pain d'aleurone
et KI) la réaction de Trommer ne montre plus de
réduction. Mais il persiste des traces d'albumine.

Le 5 septembre 1894, les doigts seuls sont vus à
gauche à 2 ᵐ/ᵐ du centre où auparavant se trouvait le
scotome relatif. Il est maintenant absolu : la boule
blanche y disparaît complètement. Subjectivement,
le malade a la sensation qu'un voile noir obscurcit
tout. La papille est rouge, trouble. Les artères et les
veines sont difficiles à différencier, parce que le trait
de réflexion clair qui existe normalement sur l'axe
des artères n'est pas net. Sur la macula, une tache
sanguine, grosse comme la tête d'une épingle ; en
haut de la macula et à la périphérie, des hémorra-

gies et des plaques blanchès. A l'œil droit, la papille optique paraît peut-être un peu rouge et trouble, mais reste encore physiologique. On ne voit pas d'hémorragie. Acuité = 1.

En novembre 1895, à droite, A = 4 1/2 ; pas de découverte de lésion, pas d'hémorragie. A gauche, S = 1/50. Scotome positif ovale, d'environ 15° en horizontale et 10° en verticale. La papille est légèrement atrophiée, un peu plus pâle qu'à droite ; sur la macula, quelques points d'un gris rosé. Des deux côtés, dans la cristalloïde, quelques traits troubles. Le malade se trouve physiquement très bien portant et fait son service. Tandis qu'au commencement de l'année il n'avait plus eu pendant de longs mois, en dépit d'une alimentation variée (sucre excepté), de sucre dans les urines, mais seulement de l'albumine (0,025 0/0), comme il résulte des analyses faites par un pharmacien, le sucre et l'albumine se sont montrés de nouveau, en quelque quantité dans ces derniers temps.

OBSERVATION XIII (Galezowsky)

(Publiée dans le *Recueil d'Ophtalmologie*. 1873)

*Rétinite glycosurique et glaucome hémorragique
consécutif.*

M. M., âgé de 40 ans. Depuis 6 mois, au moment de l'examen, troubles de la vue attribués par le malade à un choc violent reçu sur la tête.

L'acuité des deux yeux est diminuée, surtout à gauche. A l'examen ophtalmoscopique, on constate une rétinite glycosurique dans les deux yeux : taches hémorragiques et exsudations blanches très nombreuses, surtout dans l'œil gauche, où les taches sont presque confluentes. La papille est peu injectée. 60 grammes de sucre par litre d'urine.

Cinq mois après, grâce au régime, amélioration. Un mois après, iritis séreuse qui guérit. Trois mois après, glaucome aigu de l'œil gauche. Excision de l'iris en haut. Soulagement de trois semaines. Puis, nouvelles névralgies et hypérémie. Paracentèse sans aucune amélioration. A ce moment, les douleurs deviennent intolérables.

Staphylome très marqué dans les parties supérieure et externe du globe oculaire. Énucléation suivie d'une hémorragie arrêtée facilement.

OBSERVATION XIV (Rollet)

(*Traité d'ophtalmoscopie*. Voir la figure III).

Rétinite diabétique exsudative.

A. P., soixante-deux ans. Rhumatisme articulaire aigu à l'âge de vingt-deux ans. Syphilis à l'âge de vingt-quatre ans. Diabète depuis six ans.

Actuellement quantité considérable de sucre dans les urines ; il y a six mois, le malade s'est aperçu que sa vue diminuait. Le trouble visuel va toujours en augmentant.

O. D. V = 1/10 ; O. G. V = 1/15.

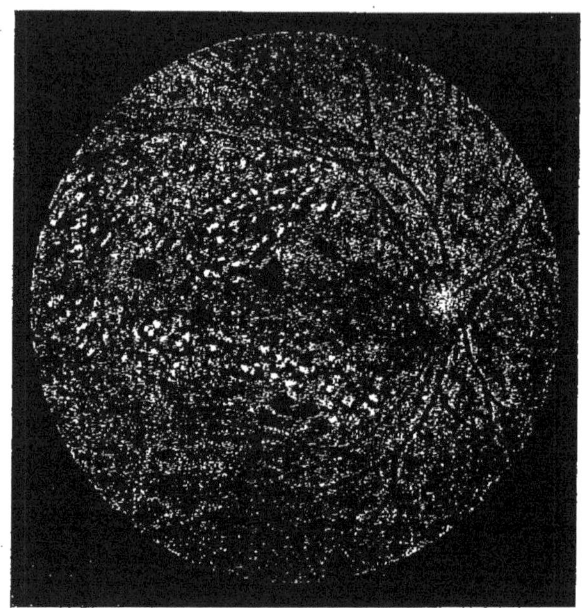

Fig. III. — Rétinite diabétique exsudative
avec quelques hémorragies.

(*Extrait du* Traité d'Ophtalmoscopie *de M. le Professeur Rollet.*)

Rien aux cornées ; les papilles réagissent à la lumière et à l'accommodation. O. D. Examen ophtalmoscopique. Opacités périphériques du cristallin, fond d'œil légèrement indistinct à cause des troubles des milieux. Papille légèrement rose blanchâtre, bords un peu flous. Dans la région comprise entre les vaisseaux rétiniens temporaux, semis de taches blanchâtres réunies par groupes, en forme de constellation. Ces taches sont de volume variable et plusieurs présentent des dépôts pigmentaires à leur pourtour. Quelques vaisseaux rétiniens passent nettement au-dessus de ces taches. Quelques légères hémorragies en flammèches. Pas d'étoile maculaire.

OBSERVATION XV (inédite)

(Due à l'obligeance de M. le professeur ROLLET.)

Rétinite à longue évolution chez un diabétique atteint de complications multiples. Mort au bout de huit ans.

L. C., cinquante-quatre ans. Antécédents héréditaires : Un oncle mort du diabète. Antécédents personnels. Affection pulmonaire en 1885. En 1886, soif, urines abondantes, pas d'amaigrissement. En 1889, fortuitement une analyse d'urines montre la présence d'une notable quantité de sucre (64 grammes). A partir de 1890, deux séjours par an à Vichy. Le sucre diminue et se maintient à 35-40 grammes par jour. En 1895, anthrax de la joue, incisions au thermocautère. La vue à cette époque baissait déjà un peu.

En 1896, sensation de froid au niveau des orteils, puis en août, sensation douloureuse surtout après la marche. Traité alors pour rhumatisme. Mais en novembre, le professeur Augagneur voit le malade. Un régime antidiabétique très sévère est institué (antipyrine, KBr, chloral). La glycosurie baisse beaucoup et tombe de 35 grammes à 5 grammes par litre (3 à 4 litres par jour). En mars, ablation des deuxième et troisième orteils du côté gauche. Mais la gangrène ne cède pas et le 30 avril 1897, amputation de la cuisse au tiers moyen par le professeur Augagneur.

Le 26 août, au réveil, sensation d'obscurité ; la vue du malade s'est affaiblie brusquement ; les troubles visuels ne cèdent pas au traitement. Le malade ne peut plus lire et distingue seulement les gros objets.

Depuis, la vue continue à baisser progressivement, M. le professeur Rollet voit le malade et diagnostique une rétinite diabétique double avec exsudats et hémorragies (1897). Il suit le malade. En mars 1903, la cécité est presque complète. En avril 1904, gangrène de la jambe droite ; amputation par le Dr Vallas. En mai 1905, la vue est à peu près nulle. A partir de juin, névralgies intercostales, bronchite, péricardite. La quantité d'urine tombe à 800 grammes par vingt-quatre heures. Albuminurie considérable et diminution de la quantité de sucre.

En août, pleurésie droite, gangrène au niveau du sillon balano-préputial. Anasarque. L'anurie est complète le 20 août ; mort le 22 sans coma.

OBSERVATION XV *bis*

(Due à l'obligeance de M. le professeur ROLLET.)

Rétinite. Diabète avec albuminurie (voir fig. 4).

R. J., soixante ans, ménagère. Entre dans le service de M. le Dr Rollet à la Croix-Rousse, le 15 avril 1896.

Antécédents personnels : Rhumatismes. En 1892, diabète avec symptômes classiques, polyphagie, polydipsie et polyurie, cessation de démangeaison intolérable ; ulcérations à la ceinture dues au port des vêtements. Céphalalgies fréquentes et intenses.

Les symptômes oculaires ont commencé à se manifester il y a quatre ans. Début par l'œil gauche : diminution de l'acuité qui s'améliore ensuite. Il y a un an l'autre œil a commencé à se prendre. Diminution de l'acuité, mouches volantes.

Actuellement (15 avril 1897), mêmes symptômes. Quantité considérable de sucre. La malade se plaint d'une diminution de l'acuité visuelle surtout marquée à l'œil droit, l'autre œil étant redevenu assez bon ; sensation de mouches volantes et de points noirs fixes qui ponctuent le champ visuel.

Acuité visuelle : O. D. = 1/6.

O. G. = 1/2.

Examem O. D. Rien extérieurement.

L'iris réagit à la lumière. Corps flottants du vitré. Papille au milieu d'un brouillard, un peu blanche à son centre, et plus pâle sur les bords. Nombreuses

plaques blanches en têtes d'épingle, rangées en amas
ou disséminées suivant les points. Ébauche d'étoile
maculaire. Hémorragies nombreuses en plaques.

Analyse de l'urine : Densité, 1.032.

Albumine, 1 gr. 60.

Sucre, 46 grammes par litre.

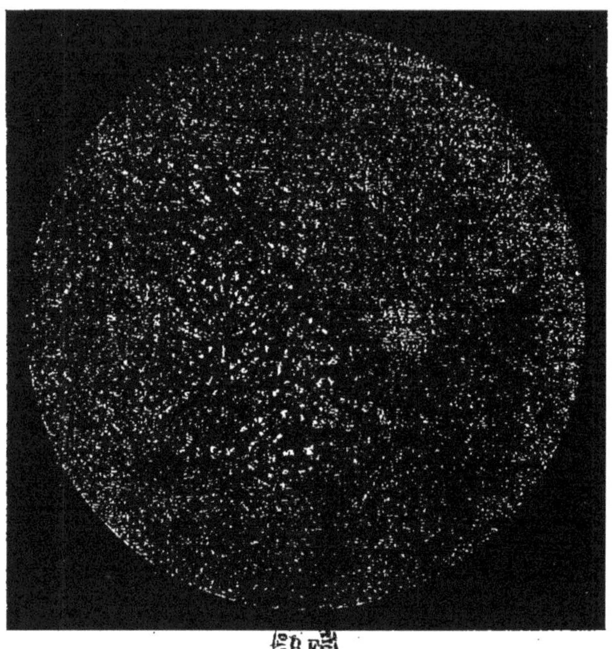

Fig. IV. — Rétinite : Diabète avec albuminurie.
Ébauche d'étoile maculaire.

(Empruntée à la Collection de M. le Professeur Rollet.)

CHAPITRE VI

LES AFFECTIONS DU NERF OPTIQUE. — LE SCOTOME CENTRAL
ET LES AMBLYOPIES. — L'HÉMIANOPSIE.

C'est Leber (1875) qui, le premier, signala des cas
bien observés de scotome central et d'amblyopie au
cours du diabète. Jusqu'en 1850, en effet, on avait
désigné sous ce nom des affections multiples et c'est
seulement avec la découverte de l'ophtalmoscope
qu'on put les différencier. Il faut citer le mémoire de
Lécorché sur l'amblyopie diabétique, qu'il étudie
d'une façon purement objective. Dans ces dernières
années, la question a été le sujet de nombreuses
controverses. Mauthner, Schmidt-Rimpler s'en sont
particulièrement occupés. On doit à Edmunds et
Lawford des recherches anatomo-pathologiques.

Panas considérait la névrite optique comme la
lésion oculaire la plus fréquente après la cataracte.
D'autres auteurs placent au contraire la rétinite avant
les affections du nerf optique. Ceci est parfaitement
justifié, et nous verrons par la suite qu'un certain
nombre de lésions de cet ordre, souvent rattachées à

la glycosurie, peuvent en réalité relever d'une intoxication d'une autre nature.

Ces affections apparaissent à une période assez
avancée de la maladie ; ceci se comprend assez
aisément : on tend, en effet, à les rattacher de plus
en plus à une sorte d'intoxication ; ce n'est donc pas
avec un diabète léger qu'on les verra survenir. Il
s'agit, en règle générale, d'une maladie confirmée.
On a pu se demander, précisément en raison de
l'allure générale de ces troubles oculaires, si l'on
devait bien les rattacher au diabète et non à une
cause toxique d'un autre ordre. Déjà, en 1883, Moritz
Samuel, décrivant l'amblyopie diabétique, ne savait
mieux la comparer qu'à l'amblyopie toxique nicotinique. Mauthner, étudiant à son tour cette question,
estime d'abord qu'il est difficile de voir quelle est la
part du diabète dans la pathogénie de ces affections
et déclare plus tard qu'on ne doit pas les rattacher
le moins du monde à la glycosurie, mais bien à l'abus
du tabac ou à l'alcoolisme. A l'appui de cette opinion,
il fait valoir la rareté de troubles semblables chez la
femme, rareté qu'il explique par la moindre fréquence
des intoxications éthylique ou nicotinique. C'est là,
en effet, un fait acquis : le scotome central est très
rare chez les femmes diabétiques ; cependant, Hirschberg a pu constater un cas de névrite rétro-bulbaire,
et l'on a donné depuis quelques observations semblables. Mais il ne faut pas s'étonner de ce peu de
fréquence, puisque, quelle que soit sa cause, la
névrite optique est toujours beaucoup plus rare chez
la femme que chez l'homme ; ceci n'est pas spécial

au diabète. Schmidt-Rimpler, qui a bien étudié la question, déclare qu'il ne faut pas toujours incriminer des intoxications surajoutées. Sur un grand nombre d'yeux de diabétiques examinés par lui, il a trouvé trente-quatre fois de la névrite rétro-bulbaire, nullement causée par abus d'alcool ou de tabac. Le diabète est donc capable, selon lui, de produire cette affection. Seulement il reste difficile de savoir si c'est uniquement le diabète qu'il faut incriminer, « car, dit Schmidt-Rimpler, il est bien rare de voir un sujet relativement âgé ne pas fumer un ou deux cigares, et à l'occasion ne pas boire un verre de bière ou de vin ». Il fait remarquer d'autre part combien le faisceau maculaire du nerf optique (le plus fréquemment atteint dans le diabète) est sensible à toutes les influences toxiques. Pourquoi donc ne pas admettre que le diabète avec tous les éléments de toxicité qui compliquent l'hyperglycémie peut, au même titre que toute autre cause semblable, agir sur le nerf optique ? Il ne faut pas oublier non plus qu'on a affaire à des diabétiques dont la maladie est déjà avancée, qui sont au courant de leur état morbide et qu'il est, en somme, assez rare de voir des diabétiques reconnus tels continuer à fumer et à boire. Aussi, lorsque l'affection oculaire apparaît, on a à traiter des malades qui ont peut-être bu et fumé, mais qui depuis longtemps ne sont plus soumis à cette intoxication. On sait enfin combien le sens des couleurs est fréquemment altéré dans les affections oculaires du diabète ; il y a là quelque chose de spécial, et il se peut que des recherches plus approfondies, en

déterminant mieux la physiologie des fibres optiques,
permettent d'attribuer au diabète une action élective
sur certaines d'entre elles, ce qui différencierait ces
lésions de celles d'une autre nature.

Lécorché distingue deux formes d'amblyopie diabétique. La forme légère constitue un trouble fugace,
guérit facilement, mais est sujette à des récidives. La
forme grave apparaît à une période tardive ; elle a un
début insidieux, une marche lente, mais progressive.
Cette classification doit être abandonnée aujourd'hui,
l'amblyopie dite légère n'existe pas en réalité et la
plupart des cas publiés comme tels doivent être
rapportés à des paralysies transitoires de l'accommodation. S'il s'agit véritablement d'amblyopie, celle-ci
évolue avec des rémissions de plus ou moins longue
durée ; cela se voit, mais toujours suivant une marche
progressive. En fait, on ne peut pas dire qu'il existe
une amblyopie diabétique légère. D'autre part, l'amblyopie grave elle-même ne débute pas d'une façon
insidieuse ; Hirschberg a décrit une amblyopie à évolution rapide et grave d'emblée.

Nous reconnaîtrons avec Terrien trois formes principales à l'amblyopie diabétique :

1° Une amblyopie à marche lente, mais progressive ;
c'est le type le plus fréquent ;

2° Une amblyopie aiguë presque subite qui répond
à la névrite rétro-bulbaire aiguë de Fœrster ;

3° Une troisième forme, tout à fait particulière, est
représentée par l'hémianopsie ou hémiopie dont la
première observation est due à de Græfe.

L'amblyopie à marche lente se caractérise au début

par une diminution de la vision centrale. Chez les malades qui s'observent mal, les premiers symptômes peuvent passer inaperçus, si leur attention n'est pas sollicitée accidentellement.

Les malades ont au début la sensation de brouillards interposés devant les objets qu'ils regardent. C'est seulement par l'examen au périmètre qu'on peut se rendre compte de l'existence d'un scotome central.

Ce scotome est tout d'abord assez difficile à mettre en évidence. Plus tard, il s'étend peu à peu et le plus souvent empiète un peu plus du côté temporal que du côté nasal. Il est surtout marqué pour les couleurs, principalement pour le rouge et le vert, et c'est, en général, le vert qui cesse le premier d'être reconnu. La forme du scotome est celle d'une surface circulaire ou ovale ; il peut affecter cependant une autre configuration.

Nous donnons une observation de Moore où il s'agit d'un scotome annulaire. Les troubles qui se manifestaient seulement pour le vert et le rouge se font sentir ensuite pour le bleu ; plus tard, le blanc lui-même est atteint. Il se montre tout d'abord d'un gris sale et, en définitive, le scotome relatif du début devient un scotome absolu.

A ce moment, les malades ne sont pas encore atteints de cécité complète ; la vision centrale est complètement abolie, mais il persiste encore à un certain degré des perceptions périphériques. La vision est meilleure au demi-jour qu'à la lumière crue ; ceci tient à l'état de la pupille qui, dilatée, permet une vue périphérique plus considérable. Terson, ré-

cemment, a insisté sur ce fait que, chez les syphili-
tiques, également diabétiques, l'amblyopie s'accom-
pagnait toujours du rétrécissement du champ visuel.
En résumé, « achromatopsie centrale, puis amblyopie
centrale, enfin abolition totale des perceptions vi-
suelles dans le centre de la rétine, telles sont les
trois phases ordinaires de l'amblyopie diabétique
commune ».

Quelques auteurs (Cohn, Schmidt-Rimpler) ont cité
des cas rares d'amblyopie ne s'accompagnant ni de
scotome central, ni de rétrécissement périphérique
du champ visuel.

La plupart des auteurs ont décrit séparément une
amblyopie avec lésions ophtalmoscopiques et une
amblyopie sans lésions. Cette division nous semble
absolument factice. Peu importe, en effet, que les
lésions se poursuivent jusqu'au niveau de la papille.
Toutes les recherches anatomo-pathologiques ont
montré qu'il en existait toujours ; elles sont plus ou
moins étendues, portent en des points divers du
système nerveux optique, intéressent ou non la papille (ceci n'est, en général, qu'une affaire de temps).
Mais on peut dire qu'il n'existe pas d'amblyopie diabétique sans lésions, que celles-ci soient ou non décelables à nos moyens d'investigation sur le vivant.
D'ailleurs, les lésions du fond de l'œil, elles-mêmes,
peuvent ne prouver que peu de chose, et l'on a vu
des cas où, avec une atrophie complète de la papille,
l'acuité visuelle s'élevait à un degré difficile à har-
moniser avec les données de l'examen ophtalmoscopique.

Celui-ci est généralement négatif. C'est du moins la règle au début de l'affection. Lorsqu'il s'agit de malades déjà atteints de rétinite hémorragique ou exsudative, on peut voir apparaître, à titre de complications, des troubles du côté de la papille ; on est porté à les considérer comme étant sous la dépendance d'une albuminurie concomitante. S'il s'agit d'amblyopie sans lésions ophtalmoscopiques du côté de la chorio-rétine, l'examen du fond de l'œil peut ne jamais dénoter la moindre altération au niveau de la papille. Aussi a-t-on longtemps considéré ces amblyopies comme purement fonctionnelles. Lécorché les attribuait à une absence de vitalité des tissus consécutive à l'épuisement de l'organisme. Mais les examens anatomo-pathologiques ont montré qu'il s'agissait le plus souvent d'une névrite optique portant principalement sur le faisceau musculaire. Celui-ci, comme on sait, occupe le centre du nerf aux environs du trou optique, mais l'abandonne ensuite pour occuper un secteur périphérique tourné du côté temporal. Ceci explique pourquoi c'est la moitié temporale de la papille qui se montre la première atteinte à l'examen ophtalmoscopique. Et, en effet, si l'évolution de la maladie n'est pas trop rapidement fatale, on peut voir se dessiner une atrophie de la papille qui commence par la moitié externe, s'y maintient plus ou moins longtemps et peut finalement l'envahir tout entière. Il faut dire, cependant, que dans certains cas le fond d'œil est resté absolument normal. Les recherches d'Edmunds et Lawford, de Nettleship ont montré des modifications de structure dans la partie orbitaire du nerf : infiltration et épaississement du tissu conjonctif avec destruction de la fibre nerveuse ; on a même pu poursuivre ces altérations dans les bandelettes, jusqu'au niveau du chiasma. Dans d'autres cas, il s'agit d'hémorragie des gaines ou d'hémorragie interstitielle, ce qui est tout à fait explicable par le mauvais état des vaisseaux et les altérations sanguines au cours du diabète. En dernier lieu, il faut chercher la cause de ces amblyopies dans une altération du système nerveux central. (Luys a signalé un cas d'atrophie dépendant d'une lésion du quatrième ventricule.)

L'amblyopie diabétique aiguë est extrêmement rare. Fœrster relate le cas d'une femme de soixante-deux ans, jusque-là bien portante, chez laquelle survint brusquement, du côté droit, un scotome central absolu. Deux jours plus tard, l'œil gauche était amaurotique. Au début, rien à l'examen ophtalmoscopique ; plus tard, il se développa une atrophie. A gauche, le fond d'œil resta normal. Forte teneur en sucre dans les urines Ces cas sont généralement considérés comme sous la dépendance d'un accident vasculaire.

L'hémianopsie ou hémiopie réalise une forme particulièrement intéressante. On a pu dire, en effet, que l'hémianopsie homonyme se rencontre plus souvent dans le diabète que dans toute autre maladie (Galezowski). C'est une affection rare, signalée pour la première fois par de Græfe. Elle se caractérise par la perte d'une moitié du champ visuel. Elle est dite,

d'une part, homonyme ou croisée ; d'autre part, droite
ou gauche, supérieure ou inférieure. L'hémiopie
homonyme et les types droit ou gauche sont les plus
fréquents. Le malade de de Græfe ne voyait que la
moitié gauche des objets. L'hémianopsie ne se manifeste pas toujours d'une façon constante ; certaines
circonstances la mettent en évidence ; c'est ainsi que
le malade de Schmidt-Rimpler atteint d'hémianopsie
homonyme du côté gauche voyait fort bien avec un
bon éclairement et perdait, au contraire, la moitié de
son champ visuel dès que diminuait l'intensité lumi-
neuse. De Græfe a admis comme cause de ces troubles, des altérations de l'encéphale en arrière de
l'entrecroisement des fibres nerveuses qui se réunissent pour former le nerf optique. On sait, en effet,
que l'hémianopsie homonyme est due le plus souvent
à une lésion vasculaire intéressant l'écorce d'un lobe
occipital. Galezowski l'attribuait à une embolie des
vaisseaux qui se rendent aux corps genouillés.

Le diagnostic de ces affections peut être très
délicat si l'on se trouve en présence des formes
rares que nous avons décrites d'amblyopie sans
scotome central et sans rétrécissement du champ
visuel ; il faut soigneusement rechercher s'il ne s'agit
pas alors de parésies de l'accommodation ; car les
erreurs de diagnostic sur ce point ont été fréquentes,
de même que dans les cas d'amblyopies dites légères,
qui sont simplement des formes de début et se con-
firment par la suite. C'est toujours, en définitive, à
l'analyse des urines qu'il faut recourir. Mais alors
même que cette analyse donne un résultat positif, il

ne faut pas se hâter de conclure à la nature diabétique de l'affection. Un interrogatoire minutieux du malade renseignera sur son degré d'éthylisme au de nicotinisme. Il est bien rare, sauf chez les femmes et les jeunes sujets, que le malade ne fume pas du tout et n'ait jamais bu sinon de l'alcool, au moins du vin ou de la bière ; c'est au médecin à faire la part réelle de chacun de ces facteurs. Le diabète, à lui seul, peut produire l'amblyopie, mais alors, il s'agit d'un diabète généralement avancé ou grave, avec émission de quantités considérables de sucre ; sinon, il faut croire le plus souvent à une intoxication surajoutée éthylique et surtout nicotinique. Dianoux écrit : « J'ai vu le scotome central chez des femmes et des jeunes gens non alcooliques, mais dont l'un rendait 200 grammes de sucre par litre d'urine. »

Dans certains cas on a pu croire au développement d'un glaucome chronique, comme en témoigne l'observation suivante d'Himmelsheim et Leber (*Archives* de de Græfe, 1902) : Chez un diabétique myope, il se développa peu à peu une amblyopie progressive bilatérale, qui, par moments, fut prise et traitée pour un glaucome chronique, mais qui, sous certains rapports, semblait plutôt être une atrophie du nerf optique. A l'autopsie, on trouva une forte dégénérescence de la rétine, atrophie du nerf optique et sclérose très prononcée de l'artère centrale. Pas d'apparence de glaucome. Les auteurs discutent le point de savoir si les altérations de la rétine et du nerf optique doivent être envisagées comme des conséquences de la sclérose artérielle et non comme découlant toutes directement du diabète ; mais ils n'arrivent pas à cet égard à une conclusion ferme.

Au point de vue fonctionnel, les améliorations sont possibles, grâce à un traitement approprié. Pour si grave que paraisse tout d'abord l'amblyopie, elle n'aboutit presque jamais à une cécité complète, en raison de la persistance du champ visuel périphérique. On a cité parfois des arrêts dans le développement de l'affection ; Leber cite une rémission de vingt ans.

Mais les récidives sont fatales, et, après un temps d'arrêt plus ou moins considérable, l'amblyopie reprend une marche progressive. D'ordinaire, on n'observe pas une évolution semblable, car le pronostic *quod vitam* est très défavorable. Ceci tient à la gravité même du diabète. Si l'affection marche avec une grande lenteur, on peut incriminer en général une intoxication surajoutée ; car le plus souvent, s'il s'agit d'amblyopie diabétique vraie, l'évolution de la maladie est rapidement fatale.

« Le traitement consistera d'abord dans un traitement rationnel du diabète, c'est-à-dire dans une cure qui, tout en réduisant l'hyperglycémite, n'affecte pas l'état général. L'emploi de la strychnine ne doit pas être trop longtemps prolongé. On sait qu'elle amène chez les sujets prédisposés des hémorragies cérébrales » (1).

(1) Lépine, *loco citato*.

OBSERVATION XVI (Off) (résumée)

Scotome central. — Retrécissement du champ visuel.
Atrophie de la papille.

M. Sp., tailleur, avait toujours joui d'une bonne
santé, lorsque, il y a dix ans environ, il a remarqué de
la polydipsie et de la polyurie. La santé générale
n'était cependant pas altérée. Il ne porta aucune
attention à ces symptômes et continua la même existence. Il y a trois ans, céphalalgie intense, douleurs
lombaires et du côté des membres inférieurs. A ce
moment la soif devient considérable.

Il remarque à plusieurs reprises que la vue faiblit
pendant quelques jours ; mais comme elle paraît
revenir ensuite à son état primitif, il ne s'en inquiète
pas. Cependant, dans l'espace de quelques mois, il
change plusieurs fois le numéro de ses verres de
lunettes. Puis un jour, pendant les essais qu'il fait
chez un opticien, il s'aperçoit que la vision est totalement perdue du côté droit. Il se présente à la clinique du Dʳ Galezowski, qui note les altérations
suivantes : la vision est abolie à droite, les milieux
réfringents normaux, la pupille dilatée ; la papille
porte une petite excavation physiologique ; elle est
d'une blancheur éclatante : les artères sont réduites
à l'état filiforme, les veines sont aussi diminuées de
calibre. Du côté gauche, lit le numéro 7 ; les couleurs
sont reconnues, le champ visuel un peu rétréci ; la
papille est plus blanche qu'à l'état normal. A l'image

droite, la partie externe de la papille se présente
encore vasculaire ; les artères ne paraissent pas être
très diminuées de calibre, les veines paraissent normales. Les urines contiennent une forte proportion
de sucre. Régime antiglycosurique ; amélioration de
l'état général. Toutefois, la vision a notablement
diminué à gauche et le malade ne peut reprendre son
travail. Six mois après, nouvel examen : état général
satisfaisant, la soif n'est pas trop considérable, il y
a toujours du sucre dans les urines. Champ visuel
retréci ; vision confuse pour les couleurs ; lit difficilement le numéro 10. A l'ophtalmoscope. la papille
est blanche, sa vascularisation est évidemment diminuée.

OBSERVATION XVII (Moore)

Amblyopie diabétique. Scotome annulaire

Une femme, âgée de cinquante et un ans, remarqua
en 1882 de la polyurie, avec diminution de la vision,
au point qu'elle ne pouvait plus lire. Elle avait eu
quelque temps auparavant un traumatisme de la
région dorsale. Je l'examinai en décembre 1882. Son
acuité visuelle était de 2/5 ; pas d'amélioration par
les verres ; papille normale ; pas de lésions ophtalmoscopiques. Pas d'albumine dans les urines, mais
du sucre en abondance. Champ visuel normal, scotome pour le vert. Je revis la malade six mois après.
La vision était descendue à 1/10. Scotome en forme
de cercle, pour le rouge et le vert, à l'œil gauche.

Les parties centrales et les parties périphériques
extrêmes de la rétine restent sensibles à ces couleurs.
La quantité de sucre des urines a augmenté. Décès
le 3 décembre 1883, par gangrène du pied.

OBSERVATION XVIII (Schmidt-Rimpler)
(*Traité des maladies des yeux*)

Scotome central sans lésions ophtalmoscopiques.

Un menuisier de vingt-neuf ans remarquait,
depuis environ neuf mois, les symptômes du diabète
(amaigrissement, soif.)

En même temps, s'installa une baisse de
l'acuité visuelle. Cependant, le malade continua à
travailler encore quelque temps. Il n'a jamais souf-
fert d'étourdissements. Il n'y a pas non plus d'abus
d'alcool ou de tabac à signaler. Ainsi, il n'a pas fumé
depuis une semaine ; il ne boit pas de bière d'une
façon immodérée ; à peine, à son repas du matin et à
celui du soir, une petite chope. Au point de vue état
général, il était très résistant, comme sa femme l'af-
firma expressément plus tard. A la fin de mars 1892,
il fut reçu à la clinique d'ophtalmologie.

Il était très amaigri. Forte odeur d'acétone. Diar-
rhée faisant suite à de la constipation. Quantité d'u-
rine oscillant entre 3.000 et 6.000 centimètres cubes
par jour ; poids spécifique, 1.024-1.015. Beaucoup de
sucre, environ 5 p. 100. Pas d'albumine. Des deux côtés
existait un scotome central pour les couleurs, en
dedans des limites physiologiques ; les couleurs n'y

étaient pas du tout reconnues ; le blanc y était vu comme du gris. La périphérie est libre pour le blanc et les couleurs, en dedans des limites physiologiques.

A gauche, S $= 1/4$
A droite,   S $> 1/6$

La papille normalement rose, bien limitée. Le reste du fond d'œil normal.

2 Avril. — Mort dans le coma.

OBSERVATION XVIII *bis*

Il nous est donné, au moment où s'imprime ce travail, d'examiner la malade dont l'observation suit. Elle nous a paru intéressante et nous croyons devoir la publier en raison du jeune âge du sujet.

C. M., onze ans. Antécédents héréditaires : rien à noter ; père et mère bien portants ; pas de troubles visuels dans la famille ; deux frères et une sœur bien portants.

Antécédents personnels : Rougeole à quatorze ans ; pas d'autres maladies ; pas de convulsions. Bonne santé jusqu'à l'âge de huit ans. Est allée à l'école à quatre ans et jusqu'à huit ans ; excellente vision. A cet âge, elle commence à se plaindre de sa vue, mais sans aucune sensation de brouillard ni de mouches volantes. En même temps apparaissent des céphalées assez fréquentes et de la polydipsie. Depuis, la vue a baissé d'une façon lente, mais régulière.

L'état général paraît assez bon, mais un peu d'amaigrissement.

Rien d'anormal aux poumons, ni au cœur. Souvent, difficulté de la miction. Quantité de sucre très variable dans les urines. Pas d'albumine.

Acuité visuelle $= 1/10$. Pas d'amélioration par les verres.

Atrophie papillaire primitive double, plus accentuée à gauche. Rien à la macula ni dans le reste de la rétine.

Quelques jours après son entrée dans le service de M. le professeur Lépine, la malade, ayant suivi un régime approprié, cesse de présenter du sucre dans ses urines.

CHAPITRE VII

LES PARÉSIES ET LES PARALYSIES

La musculature extrinsèque et intrinsèque de l'œil peut être affectée par le diabète. Les premières observations de paralysie des muscles moteurs ont été publiées par Galezowski, dans son *Traité d'Iconographie ophtalmoscopique*.

Les paralysies les plus fréquentes sont celles de la sixième paire. Sur cent maladss atteints de paralysie de cet ordre, Galezowski a trouvé huit fois une ori_gine glycosurique. Il s'agit là certainement d'une série favorable, car la plupart des auteurs admettent une proportion un peu plus faible. Cette paralysie se traduit, comme on sait, objectivement par une déviation de l'œil en dedans et subjectivement par de la diplopie homonyme. Le moteur oculaire externe fournissant aussi un rameau qui se rend au muscle droit interne du côté opposé, on comprend par là le mécanisme de certaines paralysies associées (mouvements de latéralité).

Les paralysies de la troisième paire se rencontrent

moins souvent. Elles se caractérisent par du ptosis, de la déviation en dehors de la diplopie ; les images sont croisées quand le droit interne est paralysé ; elles sont superposées quand le droit supérieur et le droit inférieur le sont aussi. Si le nerf est atteint dans son ensemble, on constate aussi de la mydriase et une diminution plus ou moins complète du pouvoir accommodatif, phénomènes qui traduisent respectivement la paralysie du sphincter irien et celle du muscle ciliaire. Nous reviendrons sur cette dernière à propos des parésies de l'accommodation.

Les paralysies de la quatrième paire constituent une rareté ; nous en donnons une observation empruntée à Kwiatowski. Les objets placés dans la moitié inférieure du champ visuel paraissent doubles. Les images sont superposées et homonymes. La diplopie n'existe pas au-dessus de la ligne horizontale.

Les parésies de l'accommodation ont été signalées par de Græfe, Nagel, Seegen, Leber. Elles doivent être assez fréquentes ; mais comme elles se rencontrent en général tout à fait au début du diabète, elles passent souvent inaperçues ou ne sont pas rapportées à leur véritable cause. « Un homme dans la force de l'âge, dit Trousseau, vous raconte que depuis quelque temps sa vue, jusqu'alors parfaite, a notablement baissé ; que depuis quelque temps, il s'est trouvé dans l'obligation pour lire, d'abord d'éloigner son livre à distance, puis d'avoir recours aux lunettes ; que de mois en mois il a été forcé de changer ses verres contre des verres de plus en plus forts. Ce seul fait vous donne à penser que cet homme est diabétique.

A défaut d'autres symptômes qui pourraient ne pas exister, celui-ci vous mettra sur la voie et l'examen des urines éclairera votre diagnostic. »

Martin divise ces paralysies de l'accommodation en quatre classes :

1° Parésie de l'accommodation ;

2° Paralysie de l'accommodation chez les emmétropes ;

3° Paralysie ou parésie de l'accommodation chez les presbytes ;

4° Hypermétropie latente mise en évidence par le diabète.

Hirschberg considère trois formes principales de diminution de l'accommodation chez les diabétiques :

1° Les malades ne demandent pas de verres plus forts qu'il ne convient pour leur âge ; mais ils sont très vite fatigués et ne peuvent lire longtemps ;

2° Les malades sont obligés de se servir de verres plus forts que ne le comporte leur âge ; mais, même avec ces verres, ils ne peuvent faire aucun effort parce qu'il s'agit réellement d'une paralysie de l'accommodation ;

3° Il s'agit d'hypermétropes chez lesquels une altération de l'accommodation survient brusquement ; en se servant de verres convexes, la vision se rétablit aussitôt.

On peut se demander comment agit le diabète dans la production de ces paralysies. La plus grande fréquence des affections de la sixième paire tend à prouver qu'il s'agit, dans la majorité des cas, de lésions nucléaires. Cependant, il n'en est pas tou-

jours ainsi, et le diabète produit, au même titre que
d'autres dyscrasies, des névrites périphériques. Ceci
est d'une certaine importance pour le pronostic ; car
on sait que les lésions nucléaires sont d'un pronostic
mauvais et ne rétrocèdent pour ainsi dire pas, tandis
que la guérison est possible et même facile lorsqu'il
s'agit de névrites périphériques.

Il faudra toujours recourir à l'examen des urines.
Le traitement sera avant tout antiglycosurique. La
strychnine et les courants continus sont indiqués. (1)

(1) Le professeur Dieulafoy vient d'étudier tout récemment (*Presse
médicale*, 4 novembre 1905) les paralysies oculaires d'origine diabétique.

Il conclut de la façon suivante : « Dans la grande majorité des cas
(9 fois sur 10), ces paralysies sont d'une extrême bénignité ; elles ne
sont l'indice d'aucun danger et elles guérissent en peu de mois sans
reliquat. Il est donc important de les bien connaître afin de tranquilliser
les diabétiques qui en sont atteints. Néanmoins, il faut compter avec
les exceptions et ne pas oublier que telle paralysie oculaire, absolument bénigne en apparence, peut aboutir chez les diabétiques à une
ophtalmoplégie externe de longue durée et même à des phénomènes
bulbaires fort graves. »

Le professeur Dieulafoy insiste sur l'association parfois signalée de
deux symptômes : douleur et paralysie ; il existe des *paralysies douloureuses* de la sixième paire. Enfin, considérant la fréquence des
paralysies oculaires chez les diabétiques (il a pu en réunir 58 observations), alors que les nerfs des membres sont si rarement atteints, il
rejette comme explication pathogénique l'hypothèse de névrite et
déclare qu'il faut rechercher la cause des troubles observés dans ce
fait que « le territoire dont la piqûre provoque la glycosurie est bien
voisin des noyaux d'où émanent les nerfs qui sont paralysés chez les
diabétiques ».

OBSERVATION XIX (Garzowski) (résumée)

*Paralysie de la troisième paire avec apoplexie
rétinienne de nature glycosurique.*

M. S..., soixante-dix ans, constitution faible quoique bien portant, vient consulter pour une diplopie avec chute de la paupière supérieure de l'œil droit, survenue quelques jours auparavant. Il s'agissait d'une paralysie de la troisième paire ; images doubles et croisées à des hauteurs différentes ; pupille peu dilatée et immobile ; pas de lésions au fond de l'œil. Avec $+$ 4 dioptries, le malade lisait le n° 2 de l'échelle typographique. Pas de syphilis.

Examen des urines : 56 grammes de sucre par litre. Traces d'albumine. Régime antiglycosurique. Un mois après, trouble très marqué de la vue au même œil. A l'examen ophtalmoscopique, large plaque hémorragique au niveau de la macula. Application de sangsues derrière les oreilles et administration de la potion iodée pendant quatre mois ; disparition de la paralysie. Au bout de sept mois, résorbtion complète de l'hémorragie rétinienne, qui ne laisse qu'une tache exsudative avec accumulation de pigment. On peut constater la guérison totale de la paralysie.

OBSERVATION XX (Kwiatowski) (résumée)

*Paralysie de la quatrième paire du côté droit,
de nature glycosurique.*

M. Fr., soixante et un ans, ayant ressenti quelques
troubles oculaires un mois auparavant, vient se faire
examiner. En marchant il tient la tête en bas et de
côté en raison de la diplopie qu'il cherche à éviter.
Tous les objets situés dans la moitié inférieure du
champ visuel lui paraissent doubles, les deux images
étant superposées et homonymes. De face, elles sont
superposées et peu écartées latéralement, la fausse
image plus basse. A mesure que l'objet est déplacé
dans le sens du muscle grand oblique droit, les
images s'écartent en hauteur et en latéralité. La
diplopie n'existe pas au-dessus de la ligne horizontale. Pas d'ataxie, pas de syphilis. Anthrax au cou, un
an auparavant; quelques symptômes diabétiques
(polydipsie, polyurie), plus intenses depuis l'apparition des troubles visuels. Quantité considérable de
sucre dans les urines. Amélioration par le régime
antiglycosurique et la potion iodée.

CHAPITRE VIII

Ces affections sont nombreuses au cours du diabète ; elles intéressent les paupières et leurs annexes, la conjonctive, l'iris. Il y en a peu de caractéristiques; le plus souvent on peut les considérer comme ne faisant que reproduire, du côté de l'œil, des processus qu'on observe ailleurs. On a noté la blépharite, des orgelets à répétition, au même titre que de la furonculose ; de la gangrène des paupières au même titre que de la grangène des membres, des panophtalmies, etc.

Nous rejetons d'ailleurs systématiquement toutes les inflammations consécutives à des interventions chirurgicales, particulièrement à l'opération de la cataracte. On en a rapporté autrefois des observations nombreuses ; avec le progrès de la chirurgie, les cas semblables deviennent de plus en plus rares ; ils doivent complètement disparaître.

Pour ce qui est des inflammations chroniques, telles que : eczéma, œdème, blépharite, orgelets à

répétition, on ne peut rien signaler de caratéristique.
Cependant Hirschberg écrit : « La présence de semblables lésions chez des personnes âgées, pour peu
qu'elles soient tenaces, doit faire songer au diabète, et on ne s'exposera pas à soigner en vain
des gens qui n'ont besoin que de Karlsbad. »

Cet auteur a rapporté quatre cas d'ecchymoses
étendues de la conjonctive bulbaire, survenues spon-
tanément et sans traumatisme ; et, chaque fois, cet
accident l'amena à pratiquer une analyse d'urine qui
fit découvrir le diabète.

La kératite diabétique reconnaît quatre formes :

1° L'ulcère de la cornée ; il s'agit d'un ulcère banal
qui ne présente rien de particulier, sinon la gravité
spéciale que revêtent toutes les suppurations chez
les diabétiques ;

2° La kératite vésiculeuse, qui succède à l'acné de
la face et des paupières ; les ulcérations sont super-
ficielles, mais très douloureuses, comme dans les cas
ordinaires ; la guérison est la règle ;

3° La kératite diffuse, décrite par Panas, avec sou-
lèvement de l'épithélium et un aspect de pointillé
noir à l'éclairage oblique ; la sensibilité n'est pas
abolie ;

4° La kératite neuro-paralytique décrite par Hirschberg, qui se caractérise par une abolition complète
de la sensibilité.

Il existe enfin des affections de l'iris de nature diabétique. Sur 35 malades atteints de diabète, Leber a
trouvé 9 fois de l'iritis et 2 fois il a noté de la suppu-
ration.

En réalité, cette affection est beaucoup plus rare. On a signalé une forme aiguë et une forme chronique ; une forme suppurative et une forme plastique. Le début est généralement brusque, la photophobie intense, l'injection périkératique très prononcée. L'affection s'accompagne de douleurs périorbitaires violentes et aboutit fréquemment à la production d'un glaucome qui nécessite l'énucléation.

OBSERVATION XXI (Pillot)

Phlegmon de l'orbite. — Guérison.

Homme, soixante-six ans. Diabète depuis au moins cinq ans. Au début, 45 grammes de sucre par litre. A diverses reprises, éruptions furonculeuses. Il y a quinze mois, phlegmon diffus de la paume de la main droite qui avait pris une tournure inquiétante et a nécessité des incisions profondes. Sous l'influence d'un régime antidiabétique, la proportion du sucre était descendue à 4 grammes avec 3 litres d'urine par jour, lorsque survint brusquement une exophtalmie de l'œil droit, accompagnée d'injection de la conjonctive, de chémosis, d'œdème des paupières sans réaction inflammatoire. Bien que la saillie du globe fut extrême, à tel point que l'œil se luxait avec la plus grande facilité, la vision était restée bonne et l'ophtalmoscope ne montrait aucune lésion du fond de l'œil. Diplopie par suite de la déviation du globe. Le malade ne souffrait pas et se décidait difficilement à garder la chambre.

Vers le quinzième jour, le chémosis et l'œdème des paupières avaient beaucoup augmenté et il sembla que l'on percevait de la fluctuation vers l'angle supéro-externe de l'orbite. On se préparait à donner issue au pus, lorsque les symptômes s'amendèrent peu à peu. Toutefois, il fallut encore plus d'un mois pour que l'exophtalmie ait complètement disparu. Le malade a guéri complètement et sa vision est restée ce qu'elle était avant l'accident.

OBSERVATION XXII (Dugardin)

Kératite neuro-paralytique.

M. X..., cinquante-trois ans, homme vigoureux et d'une bonne santé en apparence, est pris d'une irritation légère de l'œil droit. La conjonctive est légèrement rouge, principalement autour de la cornée)cercle périkératique); la cornée elle-même est le siège de plusieurs infiltrations, formant de légères petites taches disséminées au centre de la membrane, l'iris est intact. L'œil n'est pas douloureux et peu photophobe. Très léger larmoiement. L'œil gauche est intact. Pas de syphilis ancienne. Ne pouvant trouver la cause de cette kératite, nous faisons appliquer des compresses chaudes, instiller de l'atropine, et demandons l'analyse des urines. Quelques jours après, le malade nous rapporte le résultat de cette analyse nous donnant 40 grammes de sucre environ par litre. A ce moment l'état de l'œil est sensiblement le même, mais les opacités sur la cornée se sont

étendues et continuent à s'étendre au point de
donner au bout de quelques jours l'aspect de la
kératite parenchymateuse classique. Cependant,
étant donnée le peu d'intensité des signes réaction-
nels et l'absence de larmoiement, ce diagnostic ne
peut être envisagé. De plus, la cornée est tout à fait
insensible dans toute la moitié supérieure, légèrement
sensible dans le quadrant inféro-externe et reste
normale dans le quadrant inféro-interne. Pas d'anes-
thésie du front et de la joue. Je fais instituer le
traitement général et continuer les compresses
chaudes et l'atropine. Je fais faire de plus tous les
jours une application de courants continus de 5 à
6 milliampères. Le même état se maintint pendant
un mois environ, au bout duquel les symptômes
rétrogradèrent lentement. Ce n'est qu'au bout de six
mois de traitement que la cornée reprit sa transparence et sa sensibilité. Lorsque je vis le malade pour
la dernière fois, la cornée était encore très légèrement
opalescente, surtout dans la partie inférieure, le
malade ne voyait encore qu'à travers un léger brouillard et la sensibilité était revenue, sauf dans le
quadrant supéro-interne. Depuis ces dernières cons-
tatations je n'ai plus revu le malade. Je dois ajouter
que, dès les premiers jours du traitement général, la
quantité de sucre était tombée à 10 grammes et
s'était maintenue à ce taux, sauf de très légères
variations.

OBSERVATION XXIII (Goldzieher) (résumée)

Iritis suppurative diabétique avec glaucome consécutif.

Homme, cinquante et un ans, 4 p. 100 de sucre. Iritis grave avec hypopyon abondant. Ponction de la chambre antérieure ; introduction d'un bâtonnet d'iodoforme. Guérison sans synéchies postérieures. Disparition du sucre sous l'influence d'un régime sévère. Quelques mois plus tard, glaucome aigu. Iridectomie. Guérison.

CONCLUSIONS

Le travail précédent est surtout critique. Il ne comporte pas de conclusions fort originales. Aussi nous bornerons-nous à le résumer en quelques lignes :

Après avoir été longtemps discutée, l'existence des affections diabétiques de l'œil est définitivement admise aujourd'hui. Il faut citer par ordre de plus grande fréquence : la cataracte, la rétinite, la névrite optique et, à un degré plus éloigné, les paralysies et les lésions inflammatoires.

La pathogénie de ces affections est variable de l'une à l'autre. Mais on peut les considérer comme sous la dépendance d'une grande cause générale, d'une véritable intoxication due à une ou plusieurs substances nuisibles qui, se surajoutant à l'hyperglycémie, constituent une dyscrasie : la dyscrasie diabétique.

La cataracte est essentiellement variable dans son aspect et son évolution ; les diabétiques ont la cataracte de leur âge. Elle apparaît à une période quelconque de la maladie. C'est l'état général du malade et non la cataracte elle-même qui fait le pronostic et doit dicter le traitement. L'opération se fait selon les méthodes ordinaires, sans iridectomie.

La rétinite revêt deux formes : elle est hémorragique ou exsudative ; les hémorragies n'ont rien de particulier ; les exsudats sont en forme de petites

*taches blanches, miroitantes, arrondies ou crénelées.
La rétinite apparaît chez des diabétiques avérés;
cependant le pronostic est loin d'être aussi sévère que
dans les cas de rétinite brightique.*

*Les affections du nerf optique, moins fréquentes que
les précédentes, se caractérisent par la production
d'un scotome central, surtout marqué au début pour
les couleurs, principalement pour le rouge et le vert.
L'amblyopie ordinaire a une marche lente, mais
toujours progressive, avec rémissions possibles.
L'amblyopie aiguë et l'hémianopsie sont des formes
spéciales, d'ailleurs très rares. Le diagnostic est assez
délicat : il faut soigneusement éliminer les causes
d'intoxication éthylique et nicotinique.*

*Enfin, on rencontre aussi des affections paraly-
tiques et inflammatoires. Ces dernières revêtent un
pronostic réservé du fait qu'elles évoluent sur un
terrain diabétique.*

BIBLIOGRAPHIE

Abadie. – Traité des maladies des yeux.
— *Union médicale*, 1885, p. 626.
— *Progrès médical*, décembre 1885.

J. Anderson. — Some ocular and nervous affections in diabetes an allied conditions. *Ophtalmic Rewiew*, 1889.

Arlt. — Traité d'ophtalmologie.

Armaignac. — Opération de la cataracte chez une diabétique suivie de succès. *Mémoires et Bulletin de la Société de médecine et de chirurgie de Bordeaux*, 1878, p. 134-141.

Becker. — Pathologie et thérapeutique du système cristallinien. *Græfe sæmich. Handbuch des Gesamm. Ophthalm.* Bd LI; *Die Universitæts-Augenklinik in Heidelberg*, 1888.

Berger. — Thèse d'agrégation, 1875.

Bouchard. — Production artificielle de la cataracte. *Revue clinique, d'oculistique*, 1886.

Bouchardat. — *Annuaire de thérapeutique*, 1846.

Bourgeois. — Opération de cataracte double chez une diabétique. *Bulletins et Mémoires de la Société de médecine pratique de Paris*, 1888, p. 525-528.

Bresgen. — Sur l'amblyopie diabétique. *Centralblatt. f. prakt. Augenheilk.* 1881.

Calami. — Du traitement de la cataracte diabétique. Thèse Paris, 1890.

Cavazzani. — Sur la présence du sucre dans les milieux transparents de l'œil pendant le diabète expérimental. *Annali di Ottalmologia*, 1892.

Chavasse et Toubert. — Diagnostic des maladies des yeux. Paris 1903.

Condouris. — Le diabète dans ses rapports avec les lésions des membranes externes de l'œil. Thèse Paris, 1883.

Courserant. — Réflexions sur l'opération de la cataracte chez les diabétiques. *Recueil d'Ophtalmologie*, 1878.

— Choroïdite antérieure. *Gazette des Hôpitaux*, 1883, p. 771.

— Cataracte diabétique. *Journal des connaissances médicales,* octobre 1881.

Cohn. — Amblyopie et paralysies oculaires dans le diabète. *Archiv f. Augen- u. Ohrenheilk.*, 1878.

Desbonnets. — Complications nerveuses du diabète sucré. Thèse Paris, 1900.

Desmarres. — Traité des maladies des yeux. Paris, 1857,

Deutschmann. — Recherches sur la pathogénie de la cataracte. *Arch. f. Ophthalm.*, 1877,

— Recherches anatomo-pathologiques sur quelques yeux de diabétiques. *Arch. f. Ophthalm.*, 1887.

Dianoux. — Des troubles oculaires observés dans le diabète. *Gaz. méd. de Nantes*, 1898.

Dieulafoy. — Paralysie des nerfs moteurs de l'œil chez les diabétiques. *Presse médicale*, 4 nov. 1905.

Dodd, — Sur la rétinite diabétique. *Archiv. f. Augenheilk.*, 1895.

Dolard. — La cataracte chez les jeunes sujets. Thèse Lyon, 1889-90.

Dor. — *Revue mensuelle de méd. et de chir.*, 1878.

Dugardin. — L'œil diabétique. *Clin. génér. de chir. de Paris*, 1902. p. 385.

Edmunds et Nettleship. — Amblyopie centrale dans le diabète. *Medic. Tim. and Gaz.*, 1882.

Fauconneau-Dufresne. — Existe-t-il une cataracte diabétique ? *Journal des Connaiss. médic.*, 1860.

France. — On cataract in association with diabetes. *Opht. Hosp. Rep.*, London, I, p. 273.

— On diabetic cataract. *Medic. Tim. Gaz.*, London, 1859.

— Additional notes on diabetic cataract. *Opht. Hosp. Rep.*, London, 1860, VII, p. 266.

— Case of diabetic cataract.

Fuchs. — *Manuel d'ophtalmologie.*

Galezowsky. — Affections oculaires glycosuriques. *Rec. d'ophtalm.*, 1879.

— Etiologie de la cataracte. *Rec. d'ophtalmologie*, 1883.

— Traitement médical de la cataracte. *Rec. d'ophtal.*, 1886.

— Traité des maladies des yeux. 1875.

— De la rétinite glycosurique et du glaucome hémorragique consécutif. *Rec. d'ophtalm.*, 1873, p. 90.

— De la kératite glycosurique et de la paralysie des muscles de l'œil dans le diabète sucré. *Rec. d'ophtalm.*, 1879.

Galliard. — Diabète sucré chez une jeune fille de dix ans. *France médicale*, 1889.

Gayet. — *Dictionnaire encyclopédique des sciences médicales*, article Cristallin.

Gœrlitz. — Contribution à l'étude anatomo-pathologique de la cataracte diabétique. Freiburg, 1894.

Gosselin. — Leçons cliniques, 1872.

Græfe De. — Clinique ophtalmologique. Traduction de Meyer, 1866.

— Manuel d'ophtalmologie.

— Sur les troubles oculaires survenant au cours du diabète sucré. *Arch. f. opht. deutsch. Klinik*, 1859.

Haltenhof. — Diabetische Cataract. *Augenh.* Leipzig, 1885, p. 65.

— Rétinite hémorragique dans le diabète sucré. *Klin. Monatsbl. Augenheilk.*

Hirschberg. — Le diabète dans la pratique particulière. *Centralbl. f. prakt. Augenheilk.*, juillet 1886.

— Du diagnostic du diabète par les symptômes oculaires. *Soc. de méd. int. de Berlin*, février 1887.

— Affections diabétiques de l'organe de la vision. *Deutsch. medic. Woch.*, 1891.

— Cataracte sénile diabétique. *Deutsch. medic. Woch.*, 1889.

— Sur la rétinite diabétique. *Deutsch. medic. Woch.*, 1890.

— Cataracte diabétique. *Archiv. f. Angenheilk.*, 1879.

Kako. — Diabetes mellitus, *Klin. Monatsblatt f. Augenheilk.*, 1903, p. 253.

Kamocki. — Recherches anatomo-pathologiques sur des yeux de diabétiques. *Archiv f. Augenheilk.*, 1887, p. 247.

— Nouvelles contribution sanatomo-pathologiques à l'étude des affections oculaires diabétiques. *Archiv f. Augenheilk.*, 1893, p. 205.

Knapp. — Cataracte diabétique. *Klin. Monatsbl. f. Augenheilk.*, 1863.

Knies. — Rapports entre les maladies des yeux et les maladies générales.

Kœnig. — Sur les complications oculaires du diabète. *Soc. Franç. d'Ophtalm.*, 1895] ; *Annales d'Oculistique*, 1895.

Kwiatowski. — Étude générale sur les affections oculaires diabétiques. Thèse Paris, 1879.

Lagrange. — Contribution à l'étude clinique des affections oculaires dans le diabète sucré. *Archiv. d'Ophtalm.*, 1887.

— Du lavage intra-oculaire. *Revue d'Ophtalm.*, 1905.

Landersberg. — Double cataracte diabétique. *Centralbl.*, octobre 1884.

Leber. — Maladies oculaires dans le diabète. *Archives de de Græfe*, t. XXI, troisième partie, p. 206-337, 1875.

Leber. — Affections de la rétine. *Archives de de Græfe*, 1877.
— Sur l'apparition d'iritis et d'irido-choroïdite dans le diabète sucré. *Archiv f. Ophtalm.*, 1885.
Lécorché – Cataracte diabétique. *Arch. gén. de méd.*, 1867.
— L'amblyopie diabétique. *Gaz. hebdom.*, 1861.
— Du diabète. Paris, 1876.
Lépine. — Le diabète non compliqué et son traitement, 1905.
— Les complications du diabète et leur traitement, 1905.
Leviste. — Opération de la cataracte chez les diabétiques. Thèse Paris, 1883.
— *Gazette des hôpitaux*, 1881, n° 149.
— *Gazette des hôpitaux*, 1882, n° 97.
Litten. — Perte subite de la vue chez de jeunes sujets diabétiques. *Soc. méd. int. de Berlin*, 1893, *Deutsch. medic. Wochenschr.*, 1893.
Mackenzie. — Traité pratique des maladies des yeux. Traduction Laugier, 1844.
Magnus. — Études expérimentales sur l'opacification du cristallin et la formation de la cataracte. *Archiv f. Ophthalm*, 1890.
Martin (M.). — Complications oculaires du diabète. *Société de médecine et de chirurgie de Bordeaux*, 1897.
Martin (V.). — De quelques manifestations oculaires du diabète. Thèse Montpellier, 1891.
Mauthner. — L'amblyopie diabétique. *Internat. klin. Rundschau*, n° 6, 7, 9, 11, 16, 24 et 25, 1893.
— Sur les affections diabétiques des yeux. *Deutsch. medic. Wochenschr.*, 1891, et *Centralbl. f. Augenheilk.*, 1891.
Moore. — Diabetic affections of the eye. *New-York medic. Journ.*, 1888.
Nettleship. — Diabetic Cataracts. *Ophthalm. Society*, 1882.
— Rétinite diabétique. *Med. Times and Gazette*, 1885.
Nettleship-Mackenzie. — Un cas de rétinite glycosurique. *Ophtalmie Hosp. Recorts*, 1877.
Nitzche. — Cataracte diabétique. Dissert. Iéna, 1901.
Off. — Altérations des membranes internes de l'œil dans l'albuminurie et le diabète. Thèse Paris, 1870.
Oppolzer. — Cataracte diabétique. *Heller's Archiv.* 1852.
Panas. — Influence des maladies générales sur l'appareil de la vision. *Un. médic.* n° 42, p. 501.
— Communications à l'Académie de médecine, 5 janvier 1886. 9 avril 1889.
— Traité des maladies des yeux.

Paxas. — L'action thérapeutique de l'antipyrine dans la glycosurie. *Archiv. d'ophtalm.* t. IX.

— Cataracte naphtalinique. *Archv. d'ophtalm.*, t. VIII, 1887.

Perrin. — Quatre observations de cataracte diabétique. *Bull. Soc. chir. Paris*, 1871.

Pillot. — Les affections oculaires diabétiques. Thèse Bordeaux, 1885.

Pintaud-Desallées. — Essai sur quelques affections générales ou locales susceptibles de compliquer la cataracte. Thèse Paris, 1872.

Rava. — Cataracte molle opérée avec succès chez un diabétique arrivé au dernier degré de marasme. *Annali di Ottalm.*, Quaglino. 1878.

Redon. — Du diabète sucré chez l'enfant. Thèse Paris, 1877.

Reynier. — Cataracte diabétique et réflexe rotulien. *Soc. chir. Paris*, juillet 1887.

Robert. — Essai sur l'étude pathogénique des cataractes spontanées Thèse Paris, 1881.

Rolland. — Les troubles de la vision dans le diabète sucré ne sont pas des phénomènes de consomption. *Rec. d'ophtalm.* 1887.

Rollet — Traité d'ophtalmoscopie.

— Leçons cliniques, 1904-1905.

— *Bulletin médical*, 3 juin 1905.

Rollo. — Cases of the diabetes mellitus. London, 1798.

Samelsohn. — Etude anatomique et pathologique sur les névrites rétro-bulbaires. *Archives de de Grœfe*, 1882.

— Ueber diabetisch. Aug. *Deut. medic. Woch.*, 1886, n° 50.

Samuel. — Sur l'amblyopie diabétique. *Centralbl. Augénheilk.*, 1882.

Schefels. — Un cas de cataracte diabétique double à maturation rapide. *Die opht. Klinik.*, 1898.

Schlink. — Complications oculaires diabétiques. Dissert. Giessen, 1901.

Schmidt-Rimpler. — Sur le scotome central. *Therapeut. Wochenschr.* 1896.

— Sur la névrite rétrobulbaire dans le diabète. *Verhandl. d. Heidelbergen. Ophtalm. Gesellsch.*, 1896.

— Les maladies des yeux. *Encyclopédie de Nothnagel.*

Seegen. — Le diabète sucré. 1893.

Sichel. — Bulletin général de thérapeutique. 1877 et 1878.

Sous. — Opération de la cataracte diabétique. *Journ. d'oculistique*, Bordeaux, 1896.

— Cataracte diabétique *Archiv. d'ophtalm.*, 1897.

Stœber. — Cataracte diabétique. Soc. méd. de Strasbourg, 1864.

Stoeber. — Des troubles visuels provoqués par le diabète et des indications des opérations sur l'œil pendant la maladie. *Revue médic. de l'Est*, Nancy, 1888.

Swain. — Case of cataract and diabetes. *Opht. Hosp. Rep.*, London, 1862.

Tache. — Rapports du diabète avec les affections oculaires. *Annales de l'Institut Chirurg. de Bruxelles*, 1896.

Tannahil. — Cataracte diabétique, guérison spontanée. *British Med. Journ.*, 1885.

Teillais. — Cataracte diabétique. *Gaz. Hebd.*, 12 janvier 1877.

Terrien. — De quelques troubles visuels dus au diabète. *Journ. des Praticiens*. Paris, 1903.

Thilliez. — Manifestations oculaires du diabète. *J. de la Soc. médic. de Lille*, 1902.

Truc et Hédon. — Sur la présence du sucre dans les milieux de l'œil à l'état normal ou pathologique. *Annales d'oculistique*, 1894.

Truc et Valude. — Nouveaux éléments d'ophtalmologie. 1896.

Valleix. — Concours médical. Paris, 1900, p. 619.

Verneuil. — Note sur l'opération de la cataracte chez les diabétiques. *Revue mens. de Méd. et Chir.*, 1867.

Vinsonneau. — La cataracte diabétique. Thèse Paris, 1904.

Wecker (de). — Maladies des yeux, tome II.

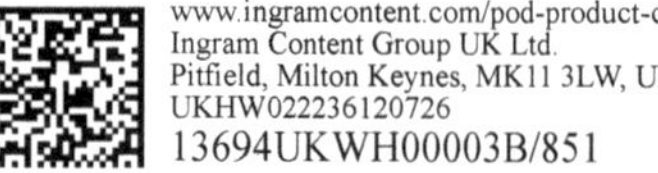